성형 없이
D-cup
가슴만들기

SHIAWASE TAISHITSU NI NARU! BINYU LESSON

Copyright ⓒ 2007 MIEKO YOSHIMARU
All rights reserved.

No part of this book may be used or reproduced in any manner whatsoever without written permission except in the case of brief quotations embodied in critical articles and reviews.

Originally published in Japan in 2007 by SOFTBANK Creative Corp.
Korean Translation Copyright ⓒ 2012 by Ulysses Publishing Co.
Korean edition is published by arrangement with SOFTBANK Creative Corp. through BC Agency.

이 책의 한국어판 저작권은 BC 에이전시를 통해 저작권자와 독점 계약한 율리시즈에 있습니다.
저작권법에 의해 한국 내에서 보호를 받는 저작물이므로 무단전재와 복제를 금합니다.

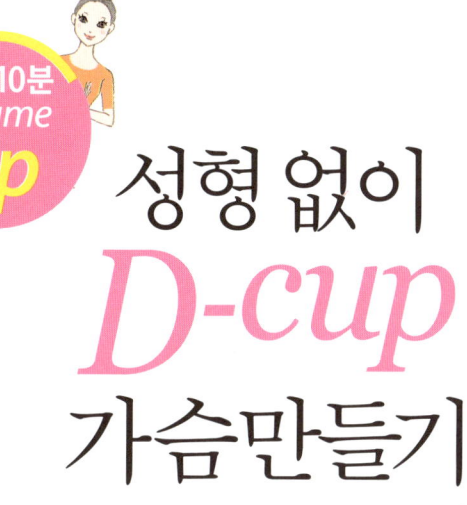

하루 10분 volume **up**

성형 없이 D-cup 가슴만들기

요시마루 미에코 지음 | 백수정 옮김

율리시즈

| 들어가면서 |

이 책을 읽는 여러분은 아름다워지고 싶다고 생각하고 있겠지요. 어쩌면 더 아름다워지고, 더 행복해지고 싶다고 생각할지도 모르겠네요. 어쨌든 현재의 자신보다 조금이라도 더 나아지고 싶다는 생각은 무척 희망적입니다. 그런 생각은 지금보다 아름다워진 자신, 지금까지보다 행복해진 새로운 자신이 되는 과정에서 여러분이 상상하는 것보다 훨씬 중요한 첫걸음입니다.

제 자신이 아름다운 가슴을 만들어서 인생을 극적으로 변화시킨 경험자인 까닭에 더욱 자신 있게 말할 수 있습니다. 지금은 탄력 있는 몸매로 변신하여 종종 부러움을 사지만 젊은 시절에는 작은 가슴이 콤플렉스였습니다.

36세에 미용의 길로 들어서기까지 저는 가슴만이 아니라 하체 콤플렉스에도 시달렸습니다. 하체에 살이 많던 저는 옷 가게에서 옷을 입어볼 때, 상의는 사이즈가 맞아도 큰 엉덩이 때문에 하의가 맞지 않는 경우가 자주 있었습니다. 그럴 때마다 얼마나 속상했는지 모릅니다.

그랬던 제가 어떻게 되었을까요?

미용체조를 시작하고 레슨을 반복했더니 가슴이 풍만해지고 하체가 날씬해졌습니다. 그러자 같은 사이즈의 옷도 하의는 맞는데 가슴이 커서 상의가 맞지 않게 되었습니다. 이전과 정반대의 상황이 된 것이죠.

상하의가 맞지 않는 상황은 똑같은데도 상체, 특히 가슴이 맞지 않는 건 아무렇지 않게 느껴지니 참 신기한 일입니다. "디자인은 마음에 드는데 가슴이 맞지 않아요"라고 점원에게 불평하면서 탈의실을 나올 수 있으니까요. 하의가 안 맞을 때는 창피해서 탈의실에서 나가지도 못했는데 그때와는 천양지차죠. 그런데 가슴이 너무 커서 안 맞는 데는 전혀 부끄러움 없이 사람들 앞에 나설 수 있다니 여자의 마음이란 참 오묘한 것 같습니다.

그뿐만이 아닙니다. 가슴이 아름다워지자 멋진 일이 잇달아 일어났습니다. 우선 자신감이 생겼고 긍정적인 기분과 남을 배려하는 마음이 생겨서 다른 사람들과 대화할 때도 훨씬 잘 통하게 되었습니다. 밝고 적극적으로 변한 덕분에 일에 있어서도 상대방이 제 말에 귀를 기울여주는 환경이 만들어졌다고 생각합니다.

하루하루가 즐겁다는 생각이 들 때쯤, 저는 한 가지를 깨달았습니다. 제 마음 깊은 곳에 숨겨져 있던 가슴에 대한 콤플렉스가 인간관계에도 적지 않은 영향을 미쳐왔다는 점이었죠. '미용'에 막 눈을 떴을 당시에는 '납작한 가슴은 싫어, 풍만해지고 싶어'라는 가벼운 마음으로 시작했지만 콤플렉스가 말이나 행동에 밀접하게 연결되어 있었다는 사실을 알게 된 것입니다.

이 책을 읽는 여러분도 자신 안에 감춰진 콤플렉스에서 벗어나 자유로운 본래의 자신을 만나는 경험을 꼭 해보시기 바랍니다. 그때부터 여러분은 더욱 멋진 인생을 살게 될 것이라고 믿습니다.

뷰티 라이프 프로듀서 **요시마루 미에코**

| 차례 |

들어가면서 004

일러두기 010

Profile 나의 경험담
A컵에서 G컵으로! 013

포기하지 않고 빛나다 015 / 미용에 눈뜬 36세 016 / 2개월간의 미용 수업으로 탄력 있는 몸매로 변신 018 / 포기하기 쉬운 가슴, 풍만하고 아름답게 변신 022 / 아름다운 가슴 만들기 레슨의 효과 024 / 자신을 갈고 닦는 모습 또한 아름답다 025 / 아름다움에 나이는 상관없다 027

Prologue 시작하기 전에
아름다운 가슴을 만드는 3가지 포인트 029

아름다운 가슴이란 무엇인가 031 / 가장 먼저 내가 바라는 나의 모습 상상하기 034 / 탄력을 잃은 가슴에도, 작은 가슴에도 효과적 036 / 수유를 마친 아기 엄마도 아름다운 가슴으로 038 / 아름다워지는 비결은 사람들에게 선언하기 040 / 레슨을 실천할 때는 무아지경으로 042 / 당신의 변화는 가족과 파트너의 기쁨 043 / 사이즈를 줄이고 싶은 사람을 위한 레슨 044 / 가슴에서 시작하여 몸도 행동도 아름답게 046

Lesson 1 이상적인 나의 모습으로 변신하는 첫걸음!
이미지 트레이닝 049

한 달 만에 A컵에서 D컵으로 변신 050 / 마음의 채널 바꾸기 052 / 내가 바라는 나의 모습 상상하기 054 / 다른 사람이 어떻게 생각하든 자신의 마음이 최우선 056 / 타인에게 의지하기보다 스스로 손질한다 057 / 엉덩이 살도 손대면 가슴으로 이동?! 058

가슴 미인으로 변신!
Case 1 나날이 아름다워져서 기뻐요! 20대 친구도 부러워하는 존재로 060

Lesson 2 군살이 빠지고 풍만하며 아름다운 가슴으로!
브래지어로 가슴 미인이 되는 방법 065

많은 사람들이 브래지어를 잘못 착용하고 있다 066 / 올바른 브래지어 선택법 068 / 즉시 효과를 볼 수 있는 브래지어로 아름다운 가슴 만드는 포인트 071 / 실천! 가슴 미인이 되는 브래지어 착용법 074 / 착용하는 동작까지 아름답게 078 / 2주 만에 C컵에서 G컵으로 079 / 몸을 소중히 여기는 마음과 그 효과 081

가슴 미인으로 변신!

Case 2 70B에서 70D로, 몸도 마음도 건강하게, 외출을 즐기는 적극적인 성격으로 **083**

Case 3 브래지어를 벗어도 처지지 않는 가슴과 밝은 미소를 찾았습니다! **086**

Case 4 처진 가슴을 패드로 속일 필요가 없고 친구와 온천 여행을 가도 자신 있게 즐기게 되었어요 **088**

Lesson 3 모양을 유지하고 여성 호르몬을 활성화시킨다!
아름다운 가슴을 만드는 스트레칭 091

지방을 받쳐주는 대흉근 단련하기 **092** / 스트레칭의 효능과 주의점 **095** / 먼저 올바른 자세부터 **097** / 아름다운 가슴을 만드는 스트레칭① 대흉근을 단련해서 처지지 않는 가슴으로 **100** / 아름다운 가슴을 만드는 스트레칭② 지방을 풀어서 이동시킨다 **102** / 아름다운 가슴을 만드는 스트레칭③ 여성 호르몬을 활성화시킨다 **104** / 아름다운 가슴을 만드는 스트레칭④ 가슴의 모양을 만든다 **106** / 아름다운 가슴을 만드는 스트레칭⑤ 탄력 있는 목과 가슴 라인 만들기 **107**

가슴 미인으로 변신!

Case 5 가슴이 풍만해지고 동시에 솔직함의 중요성을 깨닫다 **108**

Case 6 빈약한 가슴과 하체 비만이 해결되고 E컵 글래머로 변신 **110**

Extra Lesson **아름다운 가슴을 만드는 식생활** 115

몸을 만드는 기본, 식생활을 개선한다 116 / 비만은 몸이 보내는 메시지 117 / 채소와 단백질 식품을 거르지 않는다 118 / 날씬한 몸매를 만드는 푸짐한 된장국 120 / 간단하게 만드는 건강 레시피① 근채류 된장국 121 / 간단하게 만드는 건강 레시피② 맑은장국 122 / 항상 냉장고에 있는 채소와 두부, 곤약을 활용한다 123 / 간단하게 만드는 건강 레시피③ 아삭아삭 채소 볶음 124 / 간단하게 만드는 건강 레시피④ 두부 갈릭 스테이크 125 / 간단하게 만드는 건강 레시피⑤ 매콤한 곤약 조림 126

마치면서 128
스태프 이야기 132

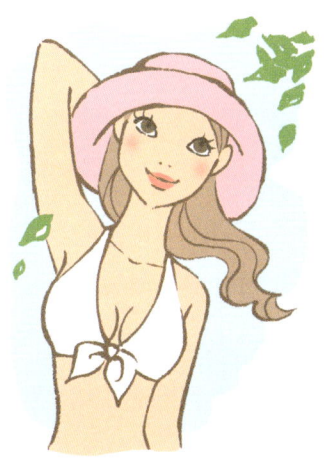

| 일러두기 |

가슴 크기에 대한 일반적인 오해 &
내 사이즈 바르게 측정하기

흔히들 여성의 가슴 크기를 얘기할 때 작다 싶으면 A, 보통이면 B, 크면 C, D컵, 상당히 큰 가슴을 F컵, G컵이라고 말하지만, 사실 가슴의 크기는 이런 식으로 정하지 않습니다. 주관적인 느낌의 크기가 아니라, 밑가슴둘레와 윗가슴둘레를 재서 그 차이가 어느 정도인가에 따라 컵을 분류합니다. 그 차이가 10센티미터일 때 A컵, 12.5센티미터일 때 B컵, 이후 2.5센티미터씩 증가할 때마다 구분해 C, D, E, F컵이라고 정하는 것이지요.

따라서 75A와 80A와 85A는 '가슴둘레만 다를 뿐 컵 사이즈는 동일한' 것이 아니라, 둘레와 가슴 크기도 모두 차이가 나는 것으로 보아야 합니다. 즉 같은 A컵이라도 밑둘레 70일 때와 밑둘레 80일 때의 A컵은 같지 않다는 말입니다.

일본 속옷의 컵 사이즈가 한국보다 크다는 오해도 많습니다. 브랜드마다, 그리고 같은 브랜드 내에서도 브래지어마다 컵 크기는 조금씩 차이가 있기는 하지만 원칙적으로 일본과 한국의 사이즈 측정과 표기법은 동일합니다. 한국의 경우 사이즈가 제한돼 75~85, A~C컵 위주로 출시돼 있어서, 65E라든가 70F처럼 마른 체형의 볼륨 있는 분은 체형에 맞는 브래지어를 찾기 어려운 반면, 일본의 경우는 이보다 더 세분화된 다양한 사이즈가 나와 있어 체형에 따라 D, E컵을 찾아보기가 어렵지 않습니다.

아래의 구분은 대량생산을 위한 일종의 기준일 뿐, 실제로 가슴 모양이나 체형, 사이즈 측정 시 오차, 제품에 따라 차이가 날 수 있습니다. 그러므로 속옷을 살 때는 번거롭더라도 반드시 착용해보고 내 몸과 잘 맞는지를 살펴보는 노력이 필요합니다. 특히 이 책에서 소개하고 있는 아름다운 가슴 만들기 레슨에서는 브래지어가 매우 중요한 역할을 하므로 제시된 선택·착용법을 잘 익힘으로써 만족스러운 효과를 얻으시기를 바랍니다.

편집부

밑가슴둘레	허용범위
60	57.5cm~62.5cm
65	62.5cm~67.5cm
70	67.5cm~72.5cm
75	72.5cm~77.5cm
80	77.5cm~82.5cm
85	82.5cm~87.5cm
컵 호칭	**윗둘레 - 밑둘레**
AA	7.5cm 내외
A	10cm
B	12.5cm
C	15cm
D	17.5cm
E	20cm
F	22.5cm
G	25cm

(밑가슴둘레가 동일할 때, 컵 사이즈가 한 단계 커질수록 윗가슴둘레는 2.5cm씩 증가)

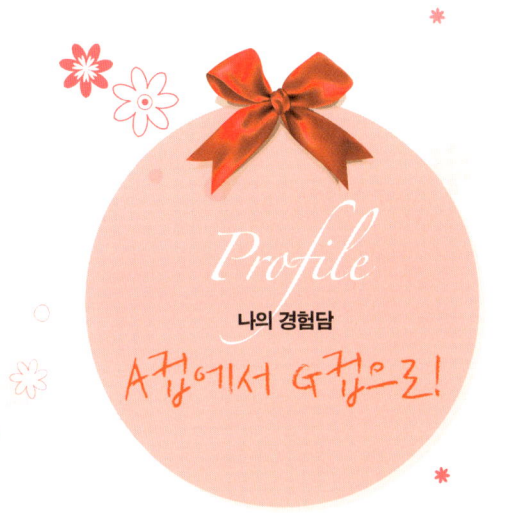

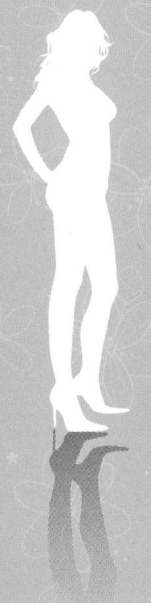

'A컵에서 G컵이라니 정말일까?'

하고 의심스러워하는 분들도 있을지 모릅니다.
하지만 저는 많은 여성에게 '베네레 미용법'을
지도해오면서 1개월에 한 컵씩 볼륨 업 시켜
A컵에서 D컵이 된 여성을 많이 보아왔습니다.

Profile
나의 경험담

포기하지 않고
빛나다

저는 '베네레 미용법venere beauty(미용을 통해 매일매일 자신의 습관을 변화시킬 수 있도록 만든 프로그램-옮긴이)'을 제창하여 지금까지 수만 명에 이르는 수강생의 몸과 얼굴(표정근)의 훈련을 도왔습니다. '베네레Venere'란 이탈리아어로 '미의 여신'이라는 뜻입니다. 제가 이 미용법을 통해 전하고 싶은 것은 여성이 몸과 얼굴을 포함해 다양한 각도에서 아름다워지는 방법입니다. 현재 베네레 미용법에 등록한 회원은 5,000명이 넘지만 저는 더 많은 분들에게 이 미용법을 알리고 싶습니다.

'나이 들었으니까', '체형은 유전이니까', '아이를 낳았으니까'……. 이런 핑계를 대며 포기하지 말고 다시 한 번 매력을 발산하기 바랍니다.

미용에 눈뜬 36세

제가 미용에 눈뜬 시기도 빠르지 않았습니다. 서른여섯, 그것도 이혼을 하고 한 달 후의 일이었습니다. 스물셋에 결혼해서 스물넷에 딸을 낳고 스물일곱에 아들을 낳았습니다. 이렇게 두 아이의 엄마가 되어 겉보기로는 행복한 가정을 이루었지요. 그런 결혼 생활에 언제부터인가 서서히 위기가 닥치더니 서른여섯 살에 허무하게도 이혼을 했고 혼자서 두 아이를 키우게 되었습니다.

그 당시의 저는 어린아이 둘을 데리고 막다른 골목에 몰린 기분이었습니다. 재산이라곤 아직 갚아야 할 대출금이 남아 있는 집뿐이었습니다. 대출금을 갚기 위해서도 하루빨리 대책을 세워야 하는 상황이었죠.

이러한 까닭에 외모에 신경 쓸 만한 여유도 없었고 '어쩔 수 없지'라고 포기한 면도 없지 않았습니다. 그때는 필사적으로 아이들을 키울 방법을 생각해야 했으니까요.

지금 생각하면 하루가 다르게 아줌마가 되어가는 스스로에 대해 아이들과 여유 없는 생활을 핑계 삼고 있었는지 모릅니다. 외모를 돌보지 않는 저에게 어느 날 딸아이가 이런 말을 했습니다.

"엄마 배 좀 봐. 완전 공포의 삼겹살이네. 징그러워."

딸은 매일 늙어가는 엄마의 모습이 보기 싫었겠지요. 하지만 사랑스러운 딸에게서 이런 말을 듣고 충격을 받지 않을 엄마가 어디 있겠습니까.

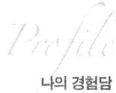

이때 저는 처음으로 이대로 있을 수는 없다고 생각하게 되었습니다.

제가 아름다워지지 않으면 딸이 너무 불행해지겠지요. 저는 그대로 살아가도 될지 모르지만 딸아이가 '나도 언젠가는 엄마처럼 되겠지'라고 포기해서 어른이 되었을 때 정말 빨리 늙어버린다면……. 그렇게 된다면 얼마나 슬픈 일이겠습니까.

2개월간의 미용 수업으로
탄력 있는 몸매로 변신

저는 마음을 다지고 아름다워지기로 굳게 결심했습니다. 이혼한 직후라면 보통 자신의 미용 따위는 우선순위에 두지 않을 것입니다.

그러나 저는 원래 흥미가 있었던 미용의 세계에 뛰어들기로 마음먹었습니다. 결혼하고 나서 계속 전업주부로 지내며 사회와 동떨어져 생활해온 저는 무엇 하나 자신 있는 것이 없었습니다. 단지 미용 분야에서 일하고 싶다는 욕구만 점점 커져가는 가운데, 우선 자신이 아름다워져야겠다는 생각으로 여러 가지 조사를 시작했습니다.

때마침 그때 눈에 띈 것이 나카무라 가즈코 선생님이 가르치는 '정미체조整美体操(보통의 미용체조와는 달리 건강에 무리가 가지 않게 하면서 자세를 바로잡고 몸의 라인을 아름답게 다듬어주는 체조-옮긴이)'였습니다. 나카무라 선생님을 기업 홍보지에서 처음 보게 되었는데 무엇보다 젊고 아름다운 선생님의 모습에서 눈을 뗄 수가 없었습니다. 당시 선생님은 59세였는데 도저히 그 나이로는 보이지 않는 젊음과 미소를 간직하고 있었습니다. '나카무라 선생님처럼 아름답게 나이 들고 싶어!' 오직 그런 희망을 품고, 저는 살고 있던 사세보(나가사키현에 있는 시-옮긴이) 시를 떠나 선생님이 계신 도쿄로 향했습니다.

아이들을 친정에 맡기고 2개월간 아름다워지는 일에만 전념했습니다. 평범한 주부라면 당연히 엄두도 못 낼 일이었습니다. 하지만 인간은 정

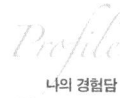

 말 막다른 골목에 다다르면 완전히 다른 세계에 뛰어드는 것도 두려워하지 않게 되나 봅니다. 저는 더 이상 나아갈 수 없는 곳까지 몰려 있었기 때문에 떠날 수 있었을 것입니다.

 도쿄 행을 결심했을 때 제게는 이미 '미용계에서 반드시 성공하겠어!'라는 미래에 대한 이미지가 마음속에 확실하게 새겨져 있었습니다. 그리고 '사람들이 알아줄 때가 올 거야', '그때까지 열심히 노력해야지'……. 그런 원대한 꿈을 안고 도쿄로 떠났습니다.

 다행히 제 성격을 알고 계신 부모님은 한 번 정하면 뜻을 굽히지 않는 딸을 도와주어야겠다고 생각하셨던 것 같습니다. 제가 마음 편히 떠날 수 있도록 보내주셨으니까요.

 마침 도쿄에는 숙모님이 계셨던 터라 부모님에게서 7만 엔을 빌려 도쿄로 향했습니다. 나중에 들은 이야기입니다만 그런 저를 친척들은 상당히 못마땅해 했던 모양입니다. "아이들을 두고 두 달이나 도쿄에 가 있다니"라고 말이죠. 맞는 말입니다. 그런데도 한마디 불평 없이 저를 응원해주신 부모님께 진심으로 감사할 따름입니다.

 부모님께 보답하기 위해서라도 저는 잠시도 한눈을 팔 수 없었습니다. 자나 깨나 체조, 체조, 체조……. 그렇게 미용에 전념하며 도쿄에서 2개월을 보냈지요. 그러는 사이에 몸은 순조롭게 변화해갔습니다. 실제로 2개월 뒤 고향에 돌아갔을 때, 제 모습에 주위가 떠들썩했을 정도입니다.

 몸무게는 3킬로그램 정도가 줄었지만 하체가 날씬해지고 가슴이 커진 덕분에 늘씬하고 탄력 있는 몸매가 사람들의 시선을 끌었겠죠. 만나는 사람마다 놀라며 제게 물었습니다.

"어떻게 이렇게 예뻐진 거야?"

"체조만으로 이렇게 바뀔 수 있다고?"

"나도 그 체조 해보고 싶어. 가르쳐줘."

그렇게 부탁을 받아 체조 가르치는 일을 하게 되었습니다. 나카무라 선생님에게서 배운 체조를 바탕으로 독자적인 미용 체조도 도입해서 가르치게 되었지요. 생각지도 못한 체조 선생이라는 새로운 직업을 찾았고 이것이 제 인생의 새로운 출발점이 되었습니다.

20세
전문대학에 다니던 스무 살 무렵.
통통한 얼굴에 비해 볼륨이 부족한 가슴이 콤플렉스였다.

58세
레슨의 성과로 가슴이 훨씬 풍만해졌다.
'나이 들었으니까', '체형은 유전이니까', '아이를 낳았으니까'……. 이러한 핑계로 포기할 필요는 없다!

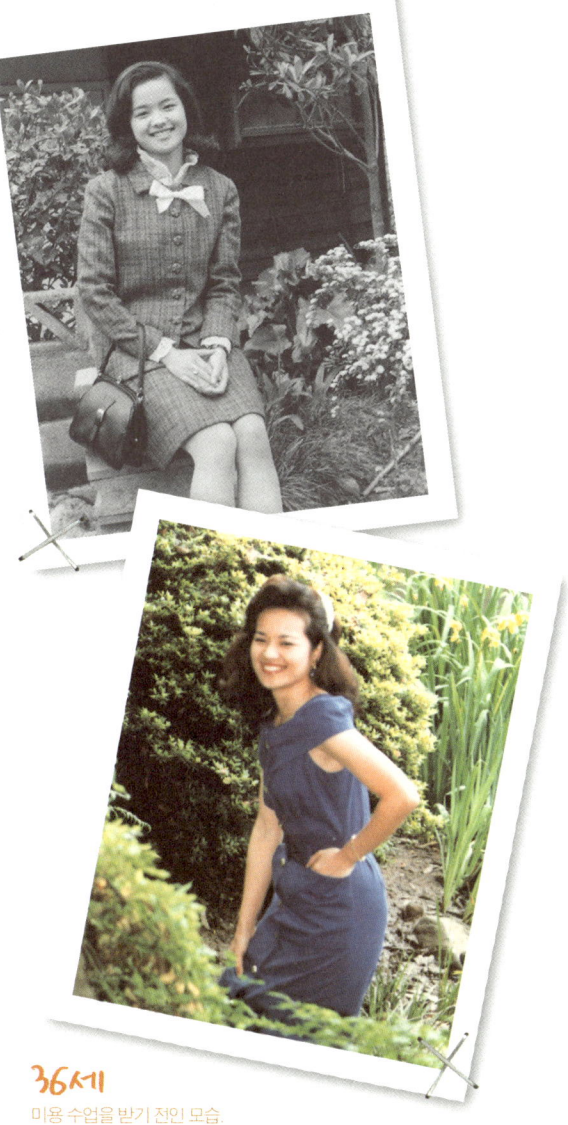

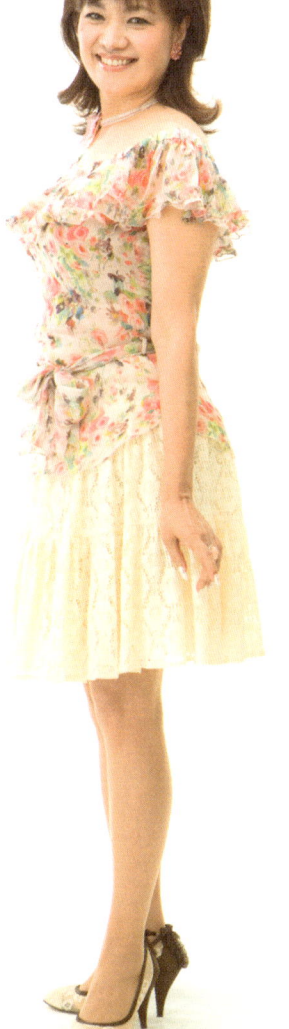

36세
미용 수업을 받기 전인 모습.
두 아이를 출산하고 수유를 마치자 볼품없는 납작한 가슴이 되었다.
딸에게서 '삼겹살 배라고 지적받을 정도로 아줌마가 되었던 시기이다.

포기하기 쉬운 가슴,
풍만하고 아름답게 변신

처음 제가 가르친 학생들은 딸아이가 다니던 발레 교실의 학부모들이었습니다. 그래서 발레 교실을 빌려서 레슨을 시작했지요. 열 명 조금 넘는 인원으로 시작한 작은 체조 교실은 다행스럽게도 평판이 좋아서 수강생의 수가 늘고 교실도 넓은 곳으로 옮기게 되었습니다.

그렇게 체조를 가르치면서 마흔 살 무렵 미안기美顔器(초음파로 피부의 청결과 건강을 유지하는 미용 기구-옮긴이)를 판매하는 회사에 취직했습니다. 당시 저는 다른 사람들보다 미용에 관심이 많았지만 판매 경험은 없었기 때문에 영업 실적이 별로 좋지 않았습니다. 입사하고 얼마 동안은 고객을 만족시키는 방법을 몰라서 시행착오를 거듭했습니다.

실적이 오르지 않는 상황에서도 저는 한 가지 목표를 세웠습니다. 저 자신이 아름다워지자는 것이었지요. 판매하는 사람이 아름다우면 그것이야말로 무엇보다 제품의 효능을 잘 나타내는 증거가 되고 고객의 마음을 움직이는 설득력이 될 테니까요.

아름다워진다는 것에는 무엇이든 손을 대 하나씩 시험해보았습니다. 미용 효과는 있지만 몸과 표정근의 트레이닝 과정이 너무 복잡하다거나 비싼 제품은 제외하고 저 나름대로 미용 연구를 계속해 나갔습니다. 그것은 제 몸으로 직접 실험하는 끈기가 필요한 연구였습니다. 덕분에 지금 저는 저만의 미용법에 자신감을 지니고 있습니다. 이 모든 것이 직접

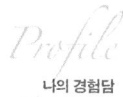

몸으로 체험한 결과이기에 가능했습니다.

그 후 50세가 되어 독립할 즈음에는 회사에서 최상위 실적을 기록했으며 저 나름대로 아름다워지는 방법도 충분히 확립했습니다. 그것이 현재의 '베네레 미용법'입니다. 저는 이 미용법을 지속해서 A컵이었던 가슴이 G컵까지 풍만해졌습니다. 실제로 1년 사이에 A컵에서 D컵이 되었고 일시적으로 H컵까지 커졌던 가슴을 G컵으로 줄이기까지 했습니다. 58세인 지금도 G컵 가슴은 유지하고 있습니다(이 책이 출간된 2007년도의 해당 사항. 2012년 현재 저자는 63세의 나이가 믿어지지 않을 정도의 미모와 건강을 유지하고 있다─편집자).

'A컵에서 G컵이라니 정말일까?' 하고 의심스러워하는 분들도 있을지 모릅니다. 하지만 저는 많은 여성에게 '베네레 미용법'을 지도해오면서 1개월에 한 컵씩 커져서 A컵에서 D컵이 된 여성을 많이 보아왔습니다.

이 책에서는 베네레 미용법 중에서도 가슴을 풍만하고 아름답게 만들어 유지하는 레슨을 소개합니다. 무엇보다 아름다운 몸을 만들고 싶다면 상체부터 변화시키는 것이 효과적입니다.

자, 여러분도 오늘부터 '아름다운 가슴 만들기 레슨'을 시작해보세요. '원래 작으니까', '수유를 했으니까', '나이가 들었으니까', 이런저런 핑계로 포기하기 쉬운 가슴을 아름답게 만들어봅시다.

아름다운 가슴 만들기
레슨의 효과

단지 크다고 해서 아름다운 가슴이 아닙니다('아름다운 가슴'의 정의에 대해서는 31쪽에서 설명하겠습니다). 크기는 그대로 두고 모양만 아름답게 만들고 싶다는 여성도 있을 테지요. 그런 분들도 이 레슨으로 아름다운 가슴을 만들 수 있습니다. 또 어쩌다 이 책을 읽게 되었지만 가슴에는 그다지 흥미가 없는 분도 있겠지요. 하지만 잠시만 생각해보세요! 만약 가슴이 아름다워져서 지금보다 더 행복해진다면 어떨까요?

저는 제 힘으로 체형을 바꾸고 가슴을 풍만하게 만들어 콤플렉스를 극복했습니다. 그리고 그런 경험으로 큰 자신감이 생겼지요. 성형수술 같은 몸에 칼을 대는 일은 전혀 하지 않았습니다. 그래서 욕조에 몸을 담그고 있을 때처럼 편안한 상태에서 몸을 살펴보면 가슴이 풍만하고 아름다워져서 정말 행복하다는 것을 실감합니다. 스스로 노력해서 지금과 같은 성과를 얻은 것이니까요.

자신의 몸이 소중해지면 만족감을 얻을 수 있습니다. 그러면 다른 사람에게도 여유로운 마음으로 친절하게 대할 수 있습니다. 이것은 제가 가슴이 아름다워지기 전까지는 생각하지 못했던 부분입니다. 그러니 여러분도 '겨우 가슴 따위'라고 생각하지 말고 꼭 관심을 기울여보기 바랍니다. 닫힌 마음을 열면 자신이 바라는 이상적인 모습으로 바뀔 수 있습니다.

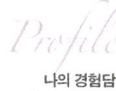
나의 경험담

자신을 갈고 닦는 모습 또한
아름답다

여러분 각자는 지금 어떤 여성을 동경하고 있습니까?

텔레비전이나 잡지 혹은 길거리에서 멋진 여성을 보았을 때 '저 사람은 대체 뭘 하길래 저렇게 아름다울까? 돈을 얼마나 들인 걸까?'라고 생각한 적이 없나요?

그런데 그 여성이 배우거나 부자라면 '나와는 다른 세상에 사는 사람이니까'라면서 그 여성처럼 아름다워지는 것을 단념해버리지는 않았나요? 그렇다면 정말 슬픈 일입니다. 저도 과거에는 계속 그런 식으로 쉽게 포기했습니다. 그래서 더욱 일반 여성이 아름다워지고 행복해지는 방법이 필요하다고 생각합니다.

만약 '나는 이미 결혼했고 아이들도 다 키웠으니까 아름다워지든 말든 상관없어'라고 생각한다면 그 또한 잘못입니다. 엄마가 아무리 나이 들어도 아름답고 자신감 있는 모습은 아이들의 눈에 무척 멋지게 비칩니다. 엄마도 자신에게 만족하면 여유로운 마음으로 아이들을 키울 수 있습니다. 아이들 또한 건강하게 자랄 수 있으니 행복한 일임에 틀림없습니다.

주변을 둘러보면 자신을 제쳐두고 가족을 위해 희생하는 것이 미덕이라고 생각하는 여성이 적지 않습니다. 또한 주위에서 그렇게 조장하는 부분도 있습니다. 하지만 당신 스스로가 마음 깊은 곳에서 행복을 느끼지 못한다면 가족도 진정한 행복을 느낄 수 없습니다.

 여성 여러분! 자신을 소중히 여기는 일에 죄책감을 느끼지 마세요. 이것은 여러분 자신을 위한 것이며 동시에 여러분이 사랑하는 사람들을 위한 일이기도 합니다.

 그리고 아름다운 가슴 만들기에 열중하는 자신을 진심으로 아껴주세요. 저는 자신을 갈고 닦는 모습이 가장 아름답다고 생각합니다.

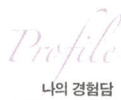

아름다움에 나이는 상관없다

여성이라면 누구나 '아름다워지고 싶다'고 생각하겠지만 제가 보기에는 여성 대부분이 그 방법을 모릅니다. 게다가 나이가 들면 추해지고 늙는다는 부정적인 사례를 너무 많이 보아 와서 '나도 언젠가는 늙고 보기 싫어지겠지'라는 생각을 당연하게 받아들이고 있습니다.

또한 일본 사회는 여성의 아름다움을 나이로 정해버리는 경향이 있습니다. 저는 그런 분위기도 바꿔야 한다고 생각합니다.

"하지만 젊은 사람이 피부도 깨끗하고 스타일도 좋은 걸요."

꼭 이렇게 되묻는 사람이 있습니다. 그럴 때, 나이가 들어도 항상 젊음을 유지하는 '그 사람도 있잖아요'라고 예로 들 수 있는 사람이 되는 것이 제 꿈입니다.

마른 사람이나 살이 찐 사람, 10대에서 60, 70대까지, 체형도 연령도 다양한 여성들이 저를 찾아옵니다. 수많은 여성들과 이야기를 나눈 결과 이런 생각을 하게 되었습니다.

'젊다고 해서 반드시 아름답다고 할 수는 없구나.'

20대라도 자신의 몸에 신경 쓰지 않고 살아온 사람과, 반대로 항상 아름다움을 의식하며 살아온 50대를 비교해보면 당연히 50대인 사람이 훨씬 아름답습니다.

　아름다움을 결정하는 기준은 의식의 차이입니다. 그러니 나이가 몇이든 미용에 눈뜨기에 늦은 시기란 없습니다.

　저는 현재 58세입니다만 50세를 넘기고 나서부터 변화를 더 잘 실감하고 있습니다. 그리고 미용법을 실천한 사람 중에는 저보다 나이 많은 분들이 얼마든지 있으며 그분들은 한결같이 대단한 성과를 거두고 있습니다.

　자신의 마음에 솔직하게 귀 기울이고 이 책에 소개된 레슨을 실천한다면 반드시 여러분이 바라는 아름다운 가슴을 만들 수 있습니다. 그리고 그 효과는 결코 가슴에 멈추지 않는다는 사실 또한 이 레슨을 실천한 뒤에 반드시 느끼게 될 것입니다.

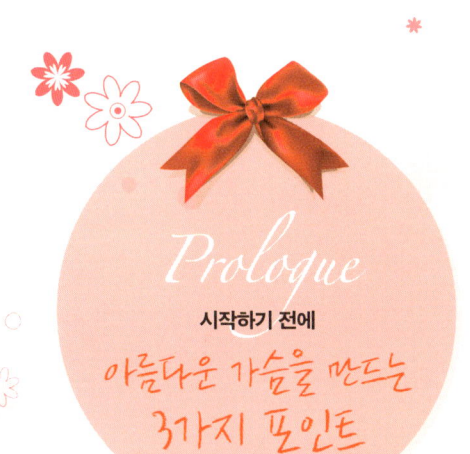

Prologue
시작하기 전에
아름다운 가슴을 만드는
3가지 포인트

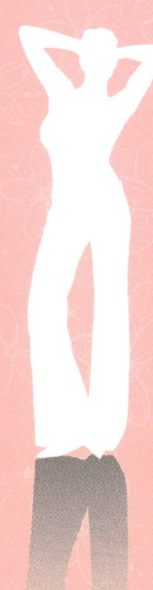

'브래지어로 가슴 미인이 되자'

제대로 브래지어를 착용하면 상반신에 붙어 있는

불필요한 지방을 모두 브래지어 속에 집어넣을 수 있답니다.

가슴을 순식간에 볼륨 업 시켜 자신의 몸에 대한

애착을 깊게 하는 레슨입니다.

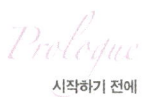
시작하기 전에

아름다운 가슴이란
무엇인가

도대체 아름다운 가슴이란 어떤 가슴일까요?

　물론 사람마다 아름답다고 생각하는 가슴 모양은 다르겠지요. 우선 아름다운 가슴의 정의에 대해서 알아보도록 하겠습니다.

1. 위치: 유두가 어깨와 팔꿈치의 한가운데

2. 균형: 목 아래, 쇄골의 패인 곳에서 1cm 아랫부분과 양쪽 유두가 정삼각형을 이루는 모양

3. 형태: 밥그릇 모양

　살짝 범종 모양으로 높이가 있는 가슴이 이상적이라고 생각한다면 그런 형태를 상상하면 됩니다. 자신에게 가장 어울리는 가슴 모양을 마음속에 그리고 그대로 유지하는 방법을 전수하는 것이 이제부터 시작하는 아름다운 가슴 만들기 레슨입니다.

　말은 쉽지만 가슴이 그렇게 간단히 아름다워지거나 커지겠느냐는 의문이 들겠지요. 그런데 사실 가슴이야말로 가장 미용 효과가 나타나기 쉬운 부분입니다. 이렇게 말하면 많이들 놀라지만 핵심은 '여성의 지방은 이동한다'는 점입니다.

당신의 배와 등 그리고 팔뚝을 거울에 비춰보세요. 군살이 보이진 않나요? 그 살들이 가슴으로 이동한다면 가슴은 풍만해지고 쓸데없는 군살은 완전히 빠지겠지요. 팔은 가늘어지고 등과 배도 날렵해집니다. 그리고 가슴은 풍만해집니다. 진정 이상적인 스타일이지요. 이렇게 되면 몸무게는 변하지 않더라도 겉모습은 글래머러스하면서도 매력적이고 탄력 있는 몸매로 변합니다.

이런 이상적인 스타일은 아주 적은 노력만으로 얻을 수 있습니다. 이제까지 당신은 이상적인 스타일을 만드는 사고방식이나 방법을 몰랐던 것뿐입니다.

만약 당신이 마음속 깊이 변하고 싶다고 소망한다면, 그리고 그런 바람이 강하면 강할수록 당신은 이상형에 가까이 있다고 할 수 있습니다. 절실하게 바랄수록 아름다운 자신에 가까워질 수 있다고 생각하세요.

나이가 들어도 평생 아름답게 살려면 미의식이나 행복, 건강에 대해 확실한 이미지를 떠올릴 수 있어야 합니다. 이 점은 무척 중요합니다.

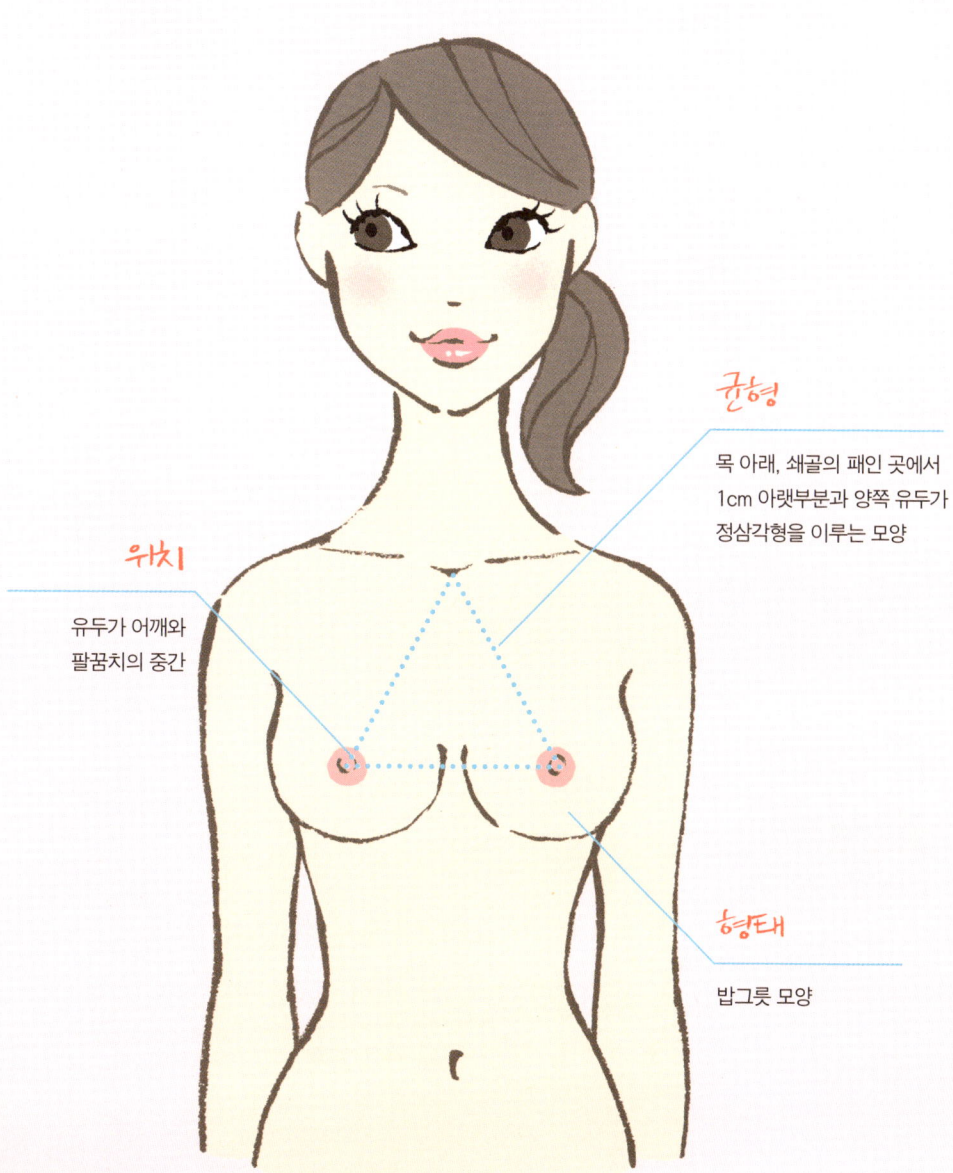

가장 먼저 내가 바라는
나의 모습 상상하기

내가 바라는 나의 모습은 사람마다 개인차가 있습니다.

누구나 자유롭게 되고자 하는 모습을 상상할 수 있습니다. 되도록 명확한 이미지를 마음속에 그려보세요(예를 들면 이상적이라고 생각하는 여배우나 탤런트 같은 실존 인물의 몸매 비율 등 구체적으로). 그런 다음에는 긍정적인 마음으로 레슨을 시작하면 됩니다. 또 가슴은 엉덩이나 등과는 달리 눈에 띄기 쉬운 부위입니다. 그러므로 효과도 실감하기 쉽고 변화가 조금만 나타나도 큰 자극이 될 수 있습니다.

이 책에는 다음과 같은 세 가지 레슨을 통해 가슴을 아름답게 만드는 방법이 설명되어 있습니다.

레슨 1

이미지 트레이닝

아름다운 가슴의 가치와 이상적인 가슴을 구체적으로 상상합니다. 왜 아름다워지고 싶은가? 아름다워지면 어떤 멋진 일이 생기는가? 그 이미지들이 확실하게 머릿속에 새겨져 있을수록 효과가 쉽게 나타나고 레슨을 지속할 힘이 샘솟는 법입니다.

레슨 2

브래지어로 가슴 미인이 되는 방법

가슴 모양을 아름답게 바로잡는 데에 브래지어는 필수적인 도구입니다. 그런데 브래지어를 대충 착용하는 여성이 의외로 많습니다. 얼마나 유감스러운 일인지 모르겠습니다. 제대로 브래지어를 착용하면 상반신에 붙어 있는 불필요한 지방을 모두 브래지어 속에 집어넣을 수 있기 때문이지요. 가슴을 순식간에 볼륨 업 시켜 자신의 몸에 대한 애착을 깊게 하는 레슨입니다.

레슨 3

아름다운 가슴 만들기 스트레칭

레슨 2에서 볼륨 업 된 가슴 모양이 확실히 자리 잡게 하는 다섯 가지 스트레칭을 소개합니다. 봉긋 솟아오른 가슴의 대부분은 지방이고 대흉근이 그 지방을 받치고 있습니다. 스트레칭으로 대흉근을 단련함으로써 유선을 발달시키고 여성스러운 몸매를 만드는 데 빼놓을 수 없는 여성 호르몬을 활성화시킵니다.

탄력을 잃은 가슴에도,
작은 가슴에도 효과적

"젊을 때는 탄탄하고 지금처럼 처지지도 않았는데……."

　이렇게 한탄하는 사람도 원래 가슴에 탄탄한 살이 있었을 테지요. 하지만 가슴을 받치고 있는 근육이 약해지면서 지방이 배나 등 또는 팔뚝으로 흘러가 지금과 같은 체형으로 굳어버린 것입니다.

　그렇지만 안심하세요. 가슴의 기초가 되는 근육을 만들고 팔뚝과 겨드랑이, 배로 흘러가버린 지방을 마사지해서 다시 옮겨오면 예전의 체형으로 되돌릴 수 있습니다. 아니, 전보다 더 아름다운 모습으로 바뀔 수도 있습니다. 또 원래 가슴이 작은 사람에게도 이 책에서 소개하는 '아름다운 가슴 만들기 레슨'은 충분히 효과적입니다.

　몸 전체에 근육이 부족한 사람은 경혈 지압으로 여성 호르몬을 활성화시켜 점차 풍만한 가슴을 만들어갑니다.

　중요한 것은 의욕과 실천입니다. 이 두 가지가 매회 레슨에 무척 중요합니다. 이러한 레슨에 익숙해지면 마치 공장에서 기계에 맞춰 작업하듯이 처음과 같은 의욕을 잃어버릴지도 모릅니다. 그렇게 되면 레슨을 실천하더라도 효과가 반감되어버립니다. 한 번 한 번 레슨을 할 때마다 아름다워진 자신의 모습을 머릿속에 떠올리며 해야 합니다. 결국 당신의 의욕이 무척 중요하다는 의미입니다.

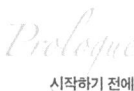
시작하기 전에

지속적으로 실천하면 반드시 아름다워질 수 있습니다. 또 레슨을 계속해서 효과가 나타나면 조금이라도 아름다워진 자신을 칭찬해주세요. 레슨을 지속하는 비결은 자신의 노력을 인정하는 것, 그리고 절대 포기하지 않는 마음입니다.

수유를 마친 아기 엄마도
아름다운 가슴으로

모유로 아기를 키우는 여성 중에는 수유 때문에 가슴 모양이 망가졌다고 고민하는 사람이 있을지도 모릅니다. 혹시 엄마가 된 여성들 중에서 아기를 낳았으니 어쩔 수 없다고 포기해버리는 경우가 있지 않나요?

저는 출산 때문에 몸매가 망가지는 것이 아니라 몸매가 망가질 거란 고정관념이 그 사람의 몸매를 망가뜨린다고 생각합니다. 몸은 정직합니다. 여러분이 애착을 가지고 열심히 노력한 만큼 몸은 그에 상응하는 답을 줍니다.

저는 두 아이를 모유로 키웠습니다. 그래서 수유 후 탄력을 잃고 납작해진 가슴을 경험했지요. 그래도 매일매일 노력한 덕분에 G컵의 볼륨 있는 가슴이 되었습니다. 수강생 중에는 출산 경험이 있는 여성들도 있습니다. 저는 그들을 지켜보며 변하고 싶다는 의식이 강한 사람일수록 아름다운 몸매로 바뀌는 사례를 보아왔습니다.

여성은 결혼해서 아이가 생기면 이런저런 핑계로 아름다워지지 못하는 이유를 스스로 만들어버리는 경향이 있습니다. 출산을 했으니까, 모유를 먹였으니까, 아이가 생겨서 바쁘니까…….

하지만 가슴의 모양은 얼마든지 아름답게 바뀔 수 있습니다. 지방은 물과 같아서 잘 관리하면 원하는 모양대로 만들어집니다.

물론 수유를 할 때는 무리하게 아름다운 가슴 만들기 레슨을 하지 않

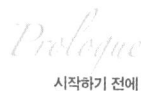

아도 됩니다. 수유를 하는 동안은 마음껏 '엄마'라는 직업을 즐겨주세요. 하지만 일단 젖을 떼고 나면 다시 '여성'으로 돌아오지 않겠습니까? 모처럼 돌아올 수 있는 좋은 기회이니까요.

   마음을 열고 즐기며 계속 레슨을 받은 사람은 반드시 아름다워집니다. 아름다워지면 레슨 자체에 점점 재미가 붙어서 좋은 사이클이 만들어집니다.

아름다워지는 비결은
사람들에게 선언하기

다시 말하지만 레슨에서 중요한 점은 조금이라도 변화가 보이면 자신을 칭찬하고 인정해주는 자세입니다.

 일본 사회에는 '겸손의 미덕'이라는 것이 있습니다. 겸허한 태도를 높이 평가하는 풍조이지요. 그런가 하면 남들보다 뛰어난 재능이 있는 사람에게는 칭찬을 아끼지 않지만 어떤 사람이 자신의 조그만 노력에 대해 이야기하려 하면 일제히 비난하는 경향이 있습니다. 하지만 그렇게 해서 득을 보는 사람이 있나요?

 아이를 키울 때도 마찬가지입니다. 잘못을 나무라기만 하면 아이들은 성장하지 못합니다. 조그만 노력이라도 칭찬하는 편이 말하는 사람과 듣는 사람 서로에게 도움이 됩니다.

 예를 들어 친구가 어제보다 조금이라도 멋을 내고 왔다면 "그 옷 아주 잘 어울린다!"라고 칭찬해보세요. 그 말 한마디로 분위기가 부드럽게 바뀌고 친구도 기분이 좋아져서 멋내기를 더욱 즐기게 될 것입니다.

 아름다워지는 것도 마찬가지입니다. 지금 이 책을 읽고 있는 당신이 만약 혼자 읽고 몰래 실천하려 한다면 다시 한 번 생각해보세요. 몰래 실천하기보다 주변 사람들에게 "아름다워질 거야!"라고 선언하는 편이 단연코 효과가 큽니다. 일단 선언하고 나면 대충대충 하지 못하고 스스로

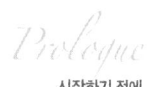

관리를 하게 됩니다. 그뿐만 아니라 주위 사람들도 당신을 눈여겨보며 응원해줍니다.

"어라? 변하겠다고 해놓고 전혀 변하지 않았는데?"라는 말을 들으면 기분이 좋지 않겠지요? 반면 "예뻐졌네"라는 말을 들으면 당연히 기쁠 것입니다.

제 주위에도 그런 말을 해주는 사람들이 있었기 때문에 지금의 제가 있다고 해도 과언이 아닙니다. 묵묵히 혼자서 했다면 꼭 해내고야 말겠다는 마음이 약해졌거나 변하지 못했을 거라고 생각합니다.

애인이나 남편 등 파트너가 있는 사람은 꼭 그에게 선언해보세요. 그리고 무아지경에 빠질 정도로 도전해보세요. 성공의 비결은 주변 사람들이 가만 놔두지 않을 정도로 하루빨리 아름다워지는 것입니다. 처음에 대충 넘어가지 않는 것이 핵심입니다.

레슨을 처음 시작할 때에는 힘들지도 모르지만 일정한 수준에 도달하면 그 다음부터는 쉬워집니다. 그러니 가능한 한 빨리 아름다워질 수 있도록 노력하세요. 아름다워진 자신을 유지하는 일은 그 자체로 즐겁기 때문에 날마다 웃는 얼굴로 레슨을 계속할 수 있답니다.

레슨을 실천할 때는
무아지경으로

무엇보다 자신이 만족할 때까지 무아지경에 빠져 실천해보세요. 저는 '무아지경'이라는 말을 아주 좋아합니다. 이 말에는 지금까지의 경험과 지혜 따위는 버리고 '무'의 상태에서 마음이 원하는 대로 나아가라는 의미가 담겨 있다고 생각합니다.

저는 36세에 정미체조를 시작했는데 일단 즐겁다는 생각이 들자 2개월간은 그것만 생각하는 생활을 했습니다. 자나 깨나 체조만 생각했지요……. 아이들을 친정에 맡기고 집중할 수 있는 환경 덕분이기도 했습니다. 또 한편으론 아이들에게 "엄마는 완전히 달라져서 돌아올 거야!"라고 선언한 터라 포기할 수도 없었지요. 진심으로 사랑하는 부모님과 아이들에게 거짓말을 할 수 없다는 결심으로 체조에 전념했습니다.

체조를 배우는 동안 아이들과 부모님의 희생은 불가피했습니다. 이러한 까닭에 가족에게 애정과 감사의 마음을 전하기 위해서라도 반드시 성공해야 한다고 각오를 다졌습니다.

당신의 변화는
가족과 파트너의 기쁨

이렇듯 제게는 육아보다 체조에 몰두했던 시기가 있었습니다. 그 정도까지는 아니더라도 '아름다운 가슴 만들기 레슨'을 시작하면 여러분 역시 가족을 돌보는 시간이 조금 줄어들지 모릅니다. 그렇지만 아름다워지려면 반드시 레슨 시간이 필요하다고 선언합시다.

처음에는 "무슨 말을 하는 거야?", "가슴 따위에 신경 쓰지 않아도 돼", "지금도 괜찮잖아" 등 의욕을 꺾는 말을 많이 듣게 될 겁니다.

그러나 열성적인 당신의 모습, 아름답게 변해가는 당신의 모습에 가족의 반응도 점차 달라질 것입니다. 파트너나 아이들에게서 "예뻐졌네", "전보다 좋아졌어요"라는 말이 나올 테고 그런 반응은 당신에게 굉장한 변화가 아닐까요? 저는 수강생뿐만 아니라 수강생의 남성 파트너에게서도 고맙다는 말을 자주 듣습니다.

강연회에 남편이나 애인이 함께 와서 진지하게 메모하는 모습도 자주 봅니다. 아무래도 남성들도 아름다워진 아내에게서 자극을 받는 모양입니다. 그리고 자연스럽게 자기 자신을 좀 더 갈고 닦자는 마음이 들지 않을까요? 그런 식으로 자신을 연마하며 서로 성장해가는 것이 이상적인 부부의 모습이라고 생각합니다. 자기 자신이 아름다워져서 행복한 기분을 만끽할 수 있을 뿐 아니라 사랑하는 파트너에게도 행복한 기분을 나눠줄 수 있으니 이보다 더 멋진 일은 없겠지요.

사이즈를 줄이고 싶은
사람을 위한 레슨

가슴을 변화시키고 싶어 하는 사람들 중에는 '가슴이 작았으면 좋겠어'라는 사치스러운 고민을 하는 경우도 있습니다. 그런 사람이라도 마찬가지입니다. 이 책에 소개된 레슨을 계속하다 보면 군살 없이 날씬하고 아름다워집니다.

가슴이 너무 커서 고민이거나 몸 전체에 살이 쪄서 고민인 사람도 처음에는 같은 레슨을 받습니다. 우선 가슴을 크게 만드는 일에 주력하는 거죠.

그럼 점점 커지지 않겠냐고요? 아니요, 괜찮습니다.

아름다운 가슴 만들기 레슨을 하는 동안에는 자연스럽게 몸의 신진대사가 촉진됩니다. 그렇기 때문에 살이 찐 사람은 적정 체중이 되고 너무 큰 가슴은 적당한 사이즈로 줄어드는 것이죠.

저도 A컵에서 G컵으로 사이즈가 커졌지만 일시적으로 H컵까지 된 적이 있습니다. 그때는 너무 크다는 느낌이 들었지요. 그래서 다음엔 사이즈를 줄이기 위해 같은 레슨을 받았습니다. H컵을 G컵으로, 그리고 밑가슴둘레를 75cm에서 70cm로 줄여 상반신이 날렵해 보였습니다.

아무리 살이 많고 가슴이 크다 하더라도 기본적으로 처음엔 가슴을 키우는 연습만 합니다. 그 결과 가슴이 지나치게 커지면 스트레칭을 반복하든가 식습관을 바꿔 군살을 뺍니다.

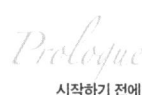

대개 스트레칭을 하면 막혀 있던 림프(면역에 중요한 역할을 담당하는 체액)의 흐름이 좋아져 전체적으로 살이 빠집니다. 잘 붓는 사람은 림프의 순환이 좋아지면 신진대사도 활성화되어 전체적으로 탄탄한 몸매가 됩니다. 이상하게 들릴 수도 있지만 가슴을 키우고자 하는 노력이 몸 전체를 군살 없는 늘씬한 체형으로 만들어줄 수 있다는 뜻입니다.

가슴에서 시작하여
몸도 행동도 아름답게

다시 말해 몸의 일부만을 변화시키겠다고 생각하더라도 그 부위만 바꾸기는 매우 어려운 일입니다. 가슴을 만지면 혈액순환과 림프의 흐름이 좋아집니다. 이렇게 되면 가슴만이 아니라 몸 전체에 좋은 영향이 나타납니다. 가슴만 아름다워지고 다른 부위는 그대로인 경우는 거의 없습니다.

그리고 아름다운 가슴 만들기 레슨을 지속하면 여성 호르몬이 활성화됩니다. 왜냐하면 경락이라는 내분비샘의 순환을 좋게 하는 경혈 자극이 스트레칭에 포함되어 있어서 가슴도 몸도 부드러운 곡선미가 살아나 여성스러운 몸매로 바뀌는 것입니다.

여성 호르몬이 활성화되면 기분까지 여성스러워지는 것을 실감할 수 있습니다. 그러면 다른 사람들에게서 "여자다워졌네!"라는 말을 듣게 되고 일상생활에서도 여성스러움이 배 나와 주위의 호감을 사게 됩니다. 아름다운 가슴 만들기 레슨을 실천하면 몸매도 행동도 자연히 아름답게 바뀌는 것이죠.

우선 체형 면을 볼까요? 바스트 업을 위해 자세를 바로잡는 연습을 하면 등의 군살이 없어지고 복부(배꼽 윗부분)의 필요 없는 지방을 가슴으로 이동시켜 눈에 확 띌 정도의 변화가 상반신에 나타납니다. 저는 이와

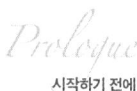

 더불어 여성 호르몬을 활성화시키는 다리 경혈 마사지를 했더니 다리까지 자연스럽게 가늘어지는 즐거운 상승효과가 나타났습니다.
 무엇보다 몸을 아끼고 돌보는 시간이 늘어나자 자기 자신에게 애착이 생겼다는 점이 가장 큰 수확이라고 할 수 있습니다. 가슴에서 시작해 애정이 늘어가는 것이지요.
 '겨우 가슴 때문에?'라고 생각할지 모르지만 '그래도 가슴!'입니다. 자, 여러분도 함께 레슨을 시작해봅시다!

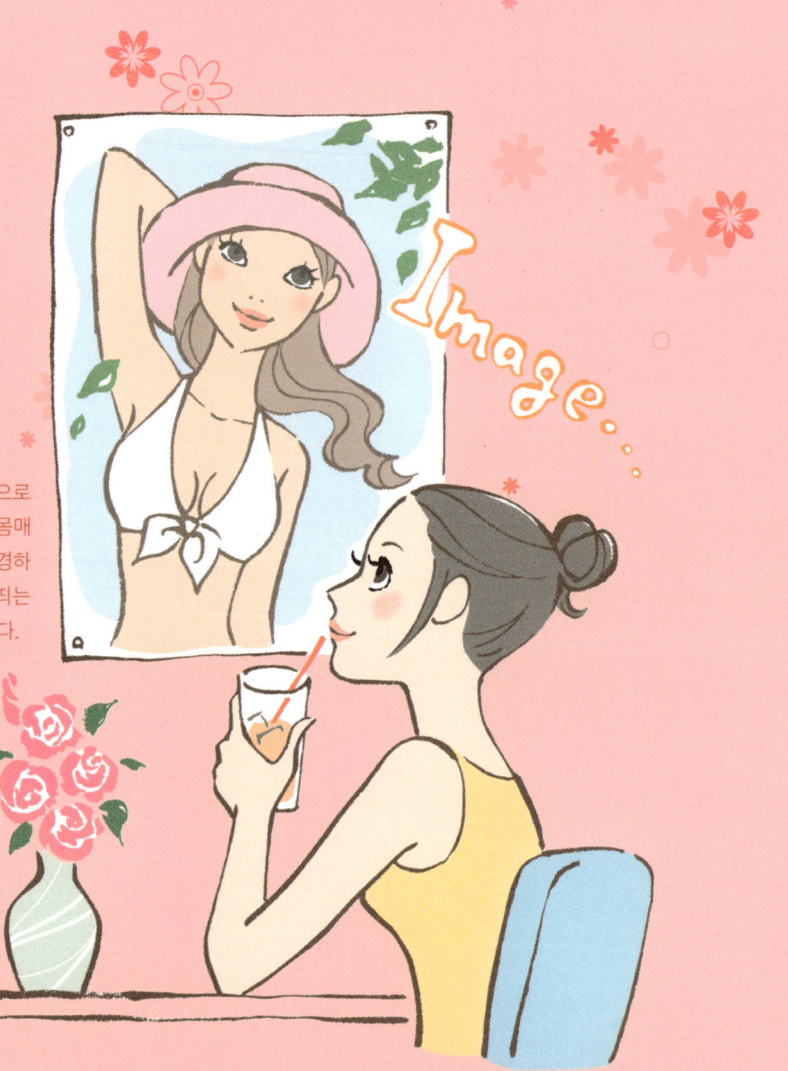

여배우나 탤런트 등 구체적으로 자신이 닮고 싶은 이상적인 몸매를 일상적으로 상상할 것. 동경하는 사람의 사진을 눈에 잘 띄는 곳에 붙여두면 더욱 효과적이다.

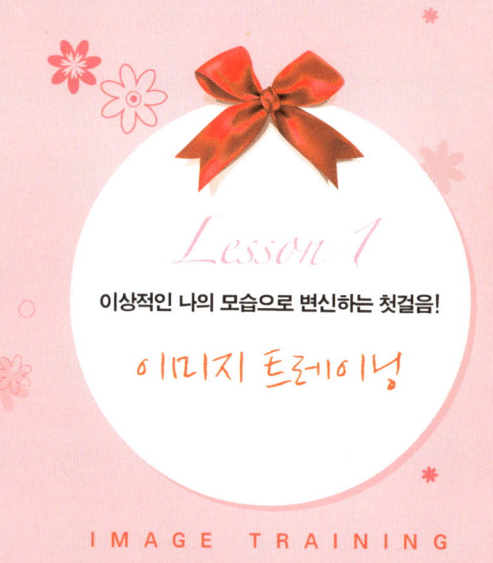

Lesson 1
이상적인 나의 모습으로 변신하는 첫걸음!

이미지 트레이닝

IMAGE TRAINING

한 달 만에 A컵에서 D컵으로
변신

예전에 베네레 미용법을 지도하면서 만난 이들 중에 가슴이 커지는 게 싫다는 수강생이 있었습니다. 학창 시절 체육부에서 활동했던 그녀는 '가슴은 운동에 방해가 된다'라고 생각하고 있었습니다. 훗날 강사로서 지도자가 되기에 충분한 기량과 의욕이 가득한 여성이었지요. 그런데 강사가 된 뒤 다른 사람과 마찬가지로 바스트 업 체조를 계속해도 별다른 효과가 없었습니다.

그런 그녀에게 새로운 전기가 될 만한 일이 생겼습니다. 30대 중반의 나이에 애인이 생긴 것이죠. 그런데 어느 날 그렇게 소중한 애인에게서 충격적인 한마디를 들었습니다.

"가슴이 작구나."

이 한마디는 그녀를 급격하게 돌변시켰습니다.

"가슴을 풍만하게 만들겠어!"

그렇게 선언하고 체조에 매진한 결과 불과 1개월 만에 A컵에서 D컵으로 사이즈가 커졌습니다.

큰 가슴이 싫다고 했을 때에는 좀처럼 사이즈 변화가 없었던 것을 생각하면 인간의 신체는 참으로 오묘합니다. 사랑하는 상대에게 인정받고 싶다는 마음이 신체까지도 변화시킨 것이죠. 연인에게 사랑받고 싶다는 강한 마음이 '풍만한 가슴을 만들라'는 지시를 뇌에서 만들어내 실제로 가슴에 작용하게 한 것입니다.

'가슴이 풍만해지고 싶어'라는 마음을 담아 '아름다운 가슴 만들기 레슨'에 열중하자 순식간에 효과가 나타났습니다. 지금까지와 똑같은 체조를 했지만 마음가짐의 차이가 결과의 차이를 만들어낸 것입니다. 아름다워지기 위해 무엇이 가장 중요한지를 보여주는 확실한 예라고 생각합니다. 그녀 자신조차 "심리적 효과란 정말 어마어마하군요!"라고 놀라워할 정도였으니까요. 이 외에도 A컵에서 B, C, D컵까지 커진 예는 무척 많습니다.

마음의 채널 바꾸기

20년이 넘도록 많은 사람들에게 미용법을 지도하고 그 성과를 지켜본 경험자로서 분명하게 강조할 말이 있습니다. 아름답게 변하기 위해 가장 중요한 것은, 변하고 싶은 당사자의 마음이 얼마나 강한가에 달려 있다는 사실입니다.

'난 이제 나이가 너무 많아'라고 생각하는 사람은 실제로 늙어 보입니다. 그러한 생각 자체가 그 사람을 늙게 만드는 요인이라고 할 수 있습니다. "이대로 상관없어"라며 버티는 사람이라면 제가 아무리 미용법을 설명해도, 그리고 실천하게 시키더라도 그 사람은 변하지 않습니다.

다시 말해서 당신이 정말로 변하기를 바란다면 변하는 것은 어렵지 않습니다. 실제로 저는 '겉모습은 30대에 그대로 멈추고 싶어', '지금보다 더 아름다워지고 싶어'라는 긍정적인 마음과 더불어 나이를 먹은 덕에 58세(이 책의 출판 시기인 2007년 기준)인 지금도 아름다워지려는 노력을 게을리 하지 않습니다.

우선 여러분이 할 일은 마음의 채널 바꾸기입니다.

우리의 몸과 마음은 밀접하게 연결되어 있습니다. 애인의 말 한마디에 새로운 결심을 한 여성의 예처럼, 마음먹기에 따라 같은 체조를 하더라도 나타나는 효과는 완전히 다릅니다. 수강생들만 보아도 확인할 수 있습니다. 자신이 바라는 모습을 상상하며 '빨리 그렇게 되면 좋겠다'라는 기대에 부풀어 체조를 하는 사람은 비교적 빨리 효과를 실감할 수 있습니다. 바스트 업 되거나 날씬하고 탄탄해지기를 바라는 부분이 정말 그렇게 되는 효과가 나타납니다.

이와 반대로 '정말 효과가 있을까?', '어차피 난 아름다워지지 못할 거야'라고 부정적으로 생각하는 사람에게는 별다른 효과가 나타나지 않습니다. 똑같이 가르치고 똑같이 배우더라도 효과에서 차이가 나는 이유는 실천하는 사람의 의식이나 상상력이 다르기 때문입니다.

그렇다면 효과적인 마음가짐이란 무엇인지, 어떤 의식을 지녀야 하는지 알아보도록 하겠습니다.

내가 바라는 나의 모습
상상하기

36세에 미용에 눈뜬 제가 제일 먼저 한 일은 '나는 어떤 여성이 될 것인가'라는 상상이었습니다.

먼저 지나온 인생을 되돌아보고 즐거웠던 시절을 생각해보니 28세 때가 떠올랐습니다. 그 무렵 저는 두 아이를 낳고 행복한 가정을 이루고 있었지요. 또한 여성으로서도 성숙했던 시기였습니다. 그래서 "나는 육체적으로는 평생 28세에 머물러 있겠어"라고 결심했습니다.

그렇다면 왜 '28세의 나'를 상상하는 일부터 시작했을까요? 타인을 상상하기보다 과거 자신의 모습을 상상하기가 쉬웠기 때문입니다. 그 누구도 다른 사람이 되어본 경험은 없지만 과거의 자신이라면 당연히 경험한 적이 있으니까요.

하지만 젊은 시절의 제가 자신에게 만족했는가 하면 그렇지는 않습니다. 오히려 콤플렉스투성이였지요. 당시 저는 쌍꺼풀도 없었고 주먹코에 피부도 검은 편이었습니다. 게다가 가슴은 빈약하고 하반신만 뚱뚱하고……. 아무리 봐도 맘에 드는 구석이라고는 없었습니다. 그래도 젊음이라는 면에서는 28세 시절로 돌아가자는 목표를 세웠습니다.

육체적인 젊음 면에서는 28세로 정했으니 다음은 얼굴 차례였습니다. 저는 어린 시절부터 오드리 헵번을 동경했습니다. 의젓하고 당당한 분위기를 풍기는 그녀의 아름다움을 닮고 싶었지요. 그래서 '얼굴은 오드리

Lesson 1
이상적인 나의 모습으로 변신하는 첫걸음!

헵번처럼' 상상하기로 했습니다. 하지만 몸매까지 오드리 헵번처럼 될 수는 없었습니다. 헵번은 무척 가냘펐으니까요. 제 취향은 약간 섹시한 스타일입니다. 그래서 '몸은 마릴린 먼로처럼 되자!'라고 결심했습니다.

나이는 28세, 얼굴은 오드리 헵번, 몸은 마릴린 먼로, 제가 생각해도 목표를 너무 높게 잡은 것 같았지요. 주위 사람들에게 그런 이상형을 말했다가 "말도 안 돼", "그렇게 될 리가 없잖아"라는 핀잔을 얼마나 많이 들었는지 모릅니다. 하지만 "아니요, 저는 얼굴은 오드리 헵번, 몸은 마릴린 먼로가 될 거예요!"라고 뻔뻔스럽게 선언하고 나서부터 얼굴에도 몸에도 눈에 띄는 변화가 나타나기 시작했습니다.

요즘은 오드리 헵번을 닮았다는 말까지 들을 때도 있습니다. 몸매도 글래머라는 칭찬을 받는 일이 늘어났습니다. 상상한 대로 바뀐 것입니다. 그래서 저의 뷰티 살롱에서는 수강생들을 지도하기 전에 우선 "당신이 되고 싶은 여성, 동경하는 여성은 누구인가요?"라고 물어봅니다.

레슨은 자신이 '바라는 이미지'를 매일 마음속에 그려보는 일부터 시작합니다. 구체적으로 자신이 바라는 몸매를 상상해보세요. 배우나 탤런트 등 동경하는 존재를 확실하게 마음속에 새기는 것이 중요합니다. 이건 어디까지나 이상이니까, 목표를 너무 높게 잡았나 하는 망설임은 필요 없습니다. 마릴린 먼로든 마돈나든 후지와라 노리카(일본의 여배우·모델·탤런트—옮긴이)든 여러분이 동경하는 사람을 마음속에 떠올려보세요. 그리고 단순히 떠올리지만 말고 동경하는 이의 사진을 눈에 잘 띄는 곳에 붙여두면 한층 효과를 볼 수 있습니다.

다른 사람이 어떻게 생각하든
자신의 마음이 최우선

혹시 누군가 "그런 여배우 같은 이상적인 스타일이 될 리가 없잖아"라고 말하더라도 귀 기울이지 마세요. 한 번밖에 없는 인생입니다. '그 사람이 그렇게 말해서……'라고 타인의 말에 현혹되어 살아도 상관없나요?

여러분이 해야 할 일은 '그 여배우처럼 되고 싶어', '멋있어'라는 마음을 소중하게 간직하며 자신에게 솔직하게 살아가는 것입니다.

이렇게까지 말해도 마음 한편에 '하지만, 그래도'라는 단어가 여전히 사라지지 않나요? 그렇다면 지금과 같은 상태 그대로 나이 든 자신의 모습을 상상해보세요. 어떤 모습이 떠오르십니까? 외모에는 전혀 신경 쓰지 않는, 말 그대로 퍼진 아줌마? 하지만 진정 그런 모습을 바라지는 않으시겠지요?

여러분, 저뿐만이 아니라 자신이 '바라는 이미지'를 솔직하게 받아들인 사람은 원하는 대로 변신했습니다. 50대나 60대 여성이라도 "가슴이 아름다워졌어요"라면서 기뻐하고 있습니다.

Lesson 1
이상적인 나의 모습으로 변신하는 첫걸음!

타인에게 의지하기보다
스스로 손질한다

아름다워지기 위한 손질은 피부관리실 같은 곳에서 다른 사람에게 맡기지 말고 자신의 손으로 해보세요. 자신을 가장 아끼는 자신이 직접 하기 때문에, 그리고 그런 마음이 깊을수록 효과가 큽니다. 연인 때문에 충격을 받아 굳게 결심하고 한 달 만에 D컵으로 변신한 여성의 예에서 보았듯이 스스로 어떻게 변할 것인가를 생각하고 행동하는 편이 효과는 더 큽니다.

그렇기 때문에 저에게 찾아와 "아름답게 만들어주세요"라고 말하는 사람에게는 일부러 "이렇게 하세요"라고 말하지 않습니다. 제가 이렇게 해야 한다고 지도하기보다 그 사람 스스로 어떻게 변하고 싶은지를 먼저 물어보고 깨닫게 하는 일이 중요합니다. 결점을 지적해봤자 사람을 변화시킬 수는 없습니다. 하지만 본인의 흥미나 취향이 계기가 되면 스스로 변화하기 위해 열심히 노력하게 마련입니다. 이 점이 무척 중요합니다.

실제로 자발적으로 레슨을 시작한 수강생 중 상당수가 한 달 정도 지나면 변화된 모습에 보람을 느낍니다. 변하고자 하는 마음을 소중히 여기는 일이 변화에 이르는 지름길이라는 사실을 꼭 기억해두세요.

그리고 이 레슨을 평생 계속한다는 생각으로 배우기 바랍니다. 저는 20년 넘게 계속하고 있지만 쉰 적이 거의 없습니다. 즐겁고 행복해지기 위해서라면, 사람은 반드시 원하는 바를 이루어냅니다.

엉덩이 살도 손대면
가슴으로 이동?!

자신이 바라는 자신의 이미지에 대해서는 레슨 2의 브래지어 착용법을 배울 때에도, 레슨 3에서 스트레칭을 배울 때에도 항상 머릿속에 떠올리고 기억하는 것이 가장 중요합니다.

자세한 내용은 뒤에서 다시 설명하겠지만 레슨 2에서는 브래지어 속으로 지방을 이동시키는 방법을 소개합니다. 하지만 지방을 이동시키고 싶어도 상반신에 군살이 거의 없는 사람도 있습니다. 저 역시 도쿄에서 정미체조 수업을 받고 돌아온 뒤에는 상반신에 여분의 지방이 거의 없었습니다. 하지만 시선을 좀 더 내려보니…… 거기에는 당연히 엉덩이 살이 있었지요.

"뭐야, 가슴에 있어야 할 살들이 왜 엉뚱한 데 가 있어."

그때부터 저는 엉덩이에서 살을 끌어올리듯이 매일 마사지를 했습니다. 아침에 일어나면 엉덩이 살을 주물러 풀어주며 위로 끌어올리듯이 마사지를 했지요. 매일 가슴 쪽으로 이동시킨다는 마음으로 했습니다.

"넌 가슴살이야, 가슴살이라고."

이렇게 엉덩이에 붙어 있는 살에게 말하며 마사지를 했습니다. 어찌 보면 바보 같아 보일 수도 있지만 자신의 몸과 나누는 대화는 무척 즐겁습니다. "이 살이 가슴으로 이동하면 당신은 미인!"이라고 말하면서 마사지하면 정말로 가슴 쪽으로 옮겨가 가슴살이 된답니다.

저는 아름다운 가슴을 만들겠다고 결심한 뒤 다음과 같이 생활했습니다. 아침에 일어나 속옷을 입는 순간부터 저녁에 목욕할 때, 그리고 잠자리에 들기 전 마사지를 하기까지 온종일 가슴 만들기를 의식하며 지냈다고 해도 과장이 아닙니다.

여러분도 가능한 한 일상생활 속에서 가슴을 의식해보세요. 그것만으로도 틀림없이 변화가 느껴질 것입니다. 브래지어를 올바르게 착용하고 평상시의 자세를 바르게 해보세요. 그러면 무엇보다 가슴에 애착을 느끼게 될 것입니다. 여러분이 정성을 쏟은 만큼 성과는 반드시 나타난다고 믿는 겁니다.

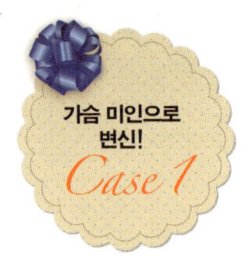

나날이 아름다워져서 기뻐요!
20대 친구도 부러워하는 존재로

우치야마 후키코(53세)

결혼 후, 저는 두 아이를 낳고 오랫동안 직장 생활도 계속했습니다. 그리고 가정과 일에서 발생하는 문제, 인간관계에서 생기는 고민을 항상 떠안고 살았지요……. 그런 생활이 영향을 미친 걸까요. 얼굴 피부는 탄력을 잃고 팔자 주름이 눈에 띄기 시작했습니다. 게다가 D컵이었던 가슴이 어느 샌가 처져서 가슴 위쪽이 거의 납작해져 있었습니다.

  유일한 즐거움이었던 멋내기도 옷맵시가 좋을 리 없으니 흥미를 잃었습니다. 제 모습을 거울에 비춰볼 때마다 우울해졌습니다. 효과가 있을 법한 미용법은 닥치는 대로 시도해봤지만 기대한 만큼의 성과는 거두지 못했습니다. 몸무게는 1킬로그램도 줄지 않고 초조함만 쌓여갔지요. 이대로 늙어갈 거라는 생각만 깊어졌습니다.

  그러던 어느 날이었습니다. 신문에서 요시마루 선생님의 모습을 보게 되었지요. 요시마루 선생님의 웃는 얼굴을 보는 순간, 이분에게 배우고 싶다는 생각이 들었습니다. 이때가 2006년 5월이었습니다.

  저는 요시마루 선생님에게서 브래지어로 지방을 이동시켜 가다듬는 방법과 가슴 근육을 단련하는 스트레칭을 배웠고 즉시 레슨을 받기 시작했습니다. 연습하고 싶을 때 레슨에서 배운 방법을 실천했을 뿐인데, 2주

후에는 탄력이 생겼고 저도 모르는 사이 E컵이 되어 있었습니다. 지금은 70F까지 풍만한 가슴이 되었습니다.

목과 가슴으로 이어지는 부분에 탄력이 생기자 목둘레가 깊게 파인 옷도 자신 있게 입을 수 있었습니다. 또 나날이 아름다워지는 모습을 보고 있으면 얼마나 기쁜지 저절로 미소가 지어졌습니다. 그러하니 주위의 반응도 변하게 마련이지요.

저에게는 20대의 젊은 친구들이 많습니다. 그들을 만나면 "요즘 너무 아름다워지셨는데 뭐 좋은 일이라도 있나요?"라는 질문을 받거나 "후키코 씨의 기를 받아야지!"라면서 제가 앉아 있던 자리에 앉는 경우도 여러 번 있었습니다. 그 젊은 친구들과는 평소에도 메일을 주고받으며 교류하고 있습니다.

제게는 스물두 살과 스물다섯 살이 되는 아들이 있습니다. 두 아들은 "우리 또래의 이성 친구가 있다니, 대단해"라고 감탄합니다. 아들들은 레슨의 효

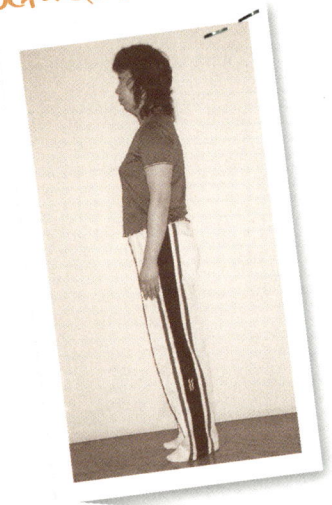

Before (레슨 전)

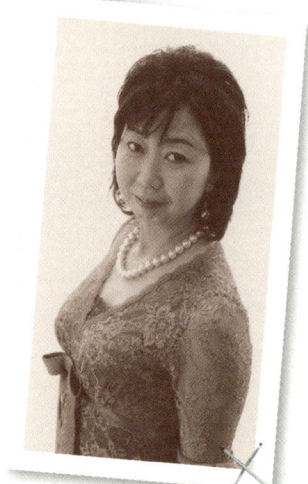

After (레슨 후)
진심으로 웃는 일이 줄어들었지만 지금은 평소에도 미소 짓게 되었다. 53세인 현재도 정기적으로 생리를 하는 것은 레슨을 받아 여성 호르몬이 활성화된 덕분이다. "아름다운 중년들이 더욱 늘어났으면 좋겠습니다"라고 하는 우치야마 씨의 사진.

이미지 트레이닝

과가 재미있는지 "오늘은 스트레칭 안 해도 돼요?"라고 묻거나 시키지 않았는데 집안일을 돕기도 합니다. 나이가 들어도 아름다움을 유지하는 것, 그리고 주변 사람들이 저를 응원해준다는 사실에 기쁨을 느끼며 하루하루를 보내고 있습니다.

'아름다운 가슴'을 만드는 복습 레슨

레슨 1에서 이미지 트레이닝을 할 때 주의할 점은 부정적인 사고를 하지 않는 것입니다. '처진 가슴이 싫어', '작은 가슴이 싫어'라는 부정적인 생각이 아니라 '가슴을 변화시켜서 이렇게 되겠어'라고 긍정적으로 생각해야 합니다. 아래의 질문에 대답하면서 '내가 바라는 나의 이미지'를 더욱 강하게 구체화시켜보세요.

Q 왜 가슴이 아름다워졌으면 좋겠습니까?

예) '몸의 선을 아름답게 만들어서 다양한 옷을 입어보고 싶다', '아름다운 몸매를 만들어 파트너에게 칭찬받고 싶다'

A

Q 어떤 몸매가 되고 싶습니까?

내가 원하는 몸매를 지닌 연예인 등을 구체적으로 떠올려보세요. 그 사람의 사진을 눈에 잘 띄는 곳에 붙여둡시다.

A

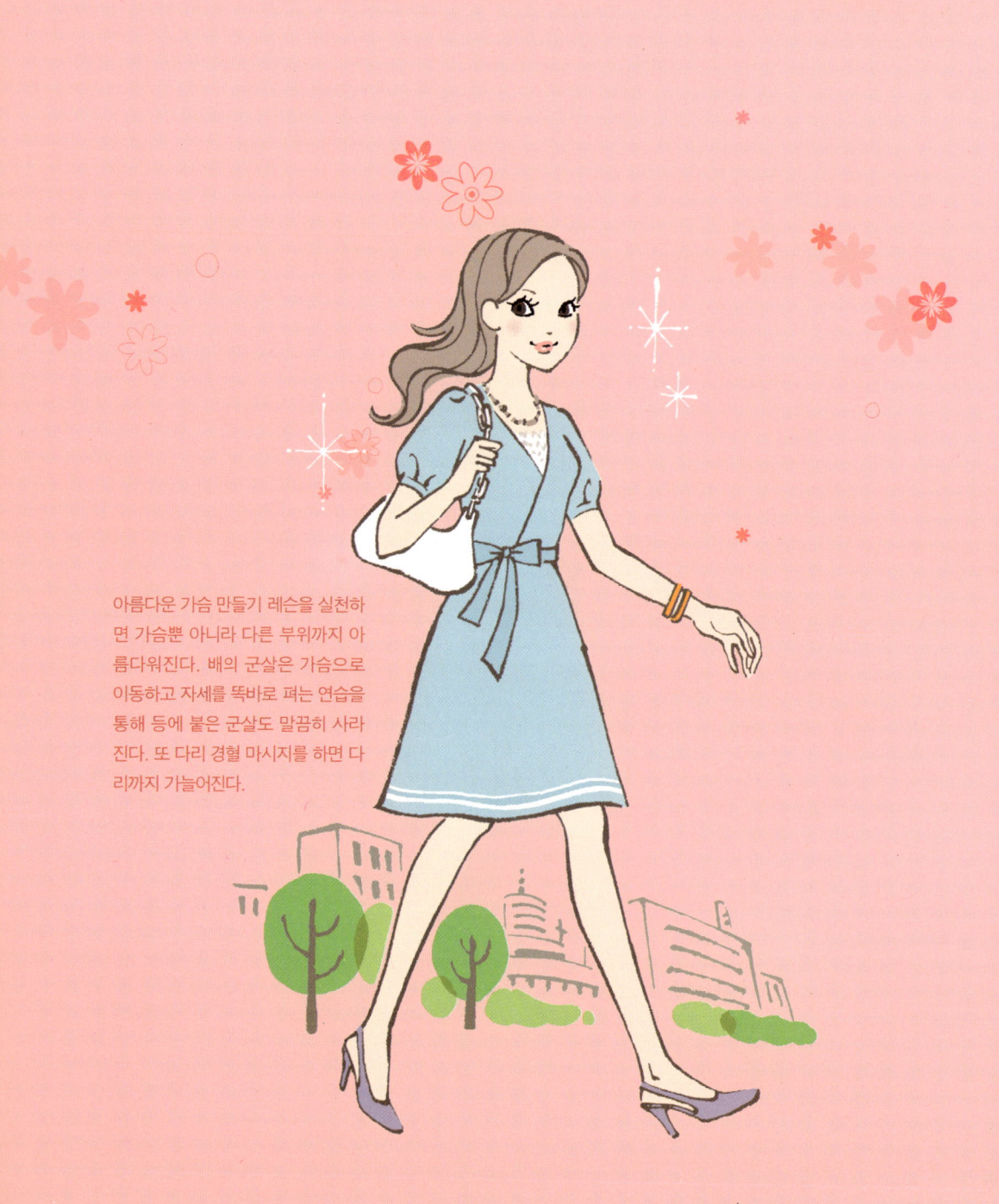

아름다운 가슴 만들기 레슨을 실천하면 가슴뿐 아니라 다른 부위까지 아름다워진다. 배의 군살은 가슴으로 이동하고 자세를 똑바로 펴는 연습을 통해 등에 붙은 군살도 말끔히 사라진다. 또 다리 경혈 마사지를 하면 다리까지 가늘어진다.

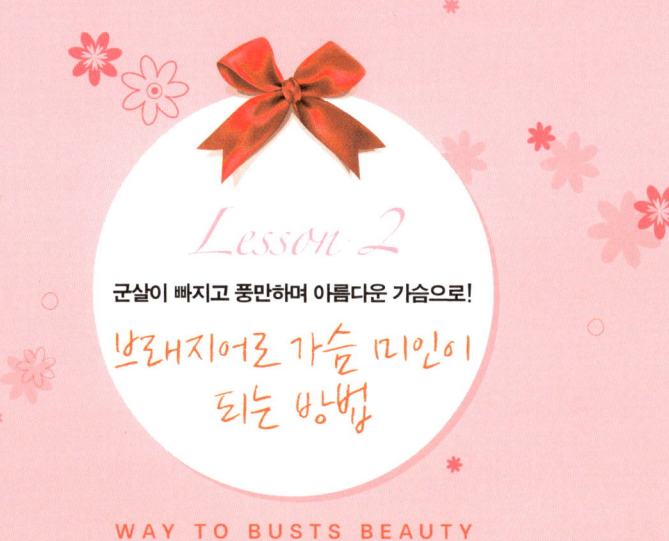

Lesson 2

군살이 빠지고 풍만하며 아름다운 가슴으로!

브래지어로 가슴 미인이
되는 방법

WAY TO BUSTS BEAUTY

많은 사람이 브래지어를
잘못 착용하고 있다

레슨 2에서는 아름다운 가슴을 만드는 데 효과적인 도구인 브래지어를 어떻게 활용하면 좋은지 알아보도록 하겠습니다.

당신이 이상적이라고 생각하는 가슴 사이즈는 얼마인가요? 이상적인 사이즈가 G컵이라고 해서 B컵에서 갑자기 G컵 브래지어를 착용해봤자 가슴과 브래지어 사이가 뜰 뿐이겠지요. 그래서 '아름다운 가슴 만들기 레슨'에서는 자기 가슴 사이즈보다 한 컵 큰 사이즈를 착용하는 것으로 시작합니다.

가슴 주위의 지방을 브래지어 컵 속의 남는 공간에 잘 집어넣는 거죠(74쪽 참고). 그런 식으로 지방을 끌어모아 가슴 모양을 만듭니다. 그런 다음 레슨 3에서 설명하는 여성 호르몬을 활성화시키고 가슴 근육을 단련하는 스트레칭으로 볼륨이 생긴 가슴을 완전히 내 것으로 자리 잡게 합니다. 올바른 브래지어 착용과 스트레칭을 반복하여 가슴이 커지면 다시 한 컵 큰 브래지어로 바꿉니다.

우선, 시험 삼아 지금 가지고 있는 브래지어를 착용해보세요. 그러고 나서 가슴 주위에 있는 지방과 겨드랑이, 위 팔뚝, 등에 있는 살까지 끌어모아 브래지어의 컵 속에 넣어보세요. 그러면 대부분은 살이 컵에서 비어져 나올 겁니다. 가슴 주변의 지방을 확실하게 모아서 컵 안에 넣어보면 많은 사람들이 사실 본인의 사이즈보다 작은 브래지어를 착용하고

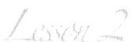

군살이 빠지고 풍만하며 아름다운 가슴으로!

있었다는 사실을 알게 됩니다.

　상반신의 지방을 브래지어 컵 속으로 모아주면 눈 깜짝할 사이에 글래머가 될 수 있습니다. 여러분의 팔뚝이나 등에 있는 군살은 사실 가슴에 있어야 할 살입니다. 그러니 가슴에서 사방으로 흩어진 살을 다시 가슴으로 끌어모을 수도 있습니다. 다른 부분으로 흘러간 지방을 있어야 할 위치로 되돌리는 것, 이에 없어서는 안 될 도구가 바로 브래지어입니다.

올바른 브래지어 선택법

올바른 브래지어 착용 방법을 설명하기 전에 먼저 올바른 브래지어 선택법을 소개하겠습니다.

　우선 컵 모양은 확실하게 가슴을 감쌀 수 있어야 합니다. 가슴 모양이 잘 다듬어져 있지 않은데 부드러운 타입의 브래지어를 착용하면 아름답지 않은 모양 그대로 가슴 모양이 굳어져버립니다. 반대로 아름다운 모양의 컵 속에 가슴을 잘 모아주면 가슴 모양도 점점 아름답게 자리잡혀 갑니다.

　구체적으로는 3/4컵을 추천합니다. 3/4컵이면서 컵의 윗부분이 약간 여유 있는 것을 선택하세요. 가슴을 전체적으로 감싸는 풀 컵full cup은 지금부터 가슴 모양을 아름답게 만들어 나가는 단계에서는 적당하지 않습니다.

　또 과거의 저를 포함해 많은 일본 여성은 가슴이 양 옆으로 벌어진 체형이 많습니다. 벌어진 가슴이 가능한 한 정면을 향하도록 바깥쪽에서 확실하게 감싸주는 모양을 고르는 것이 좋습니다. 어깨 끈도 컵의 바깥쪽에 붙어 있는 것을 선택하도록 하세요.

　속옷 가게에서 브래지어를 살 때는 가슴 밑 둘레를 정확하게 재어 자신의 밑가슴둘레에 딱 맞는 것을 고르도록 하세요. 점원은 가슴에 딱 맞는 사이즈를 추천하겠지만 한 컵 큰 사이즈를 사도록 하세요. 점원이 이

〔아름다운 가슴 만들기 레슨에 적합한 브래지어〕

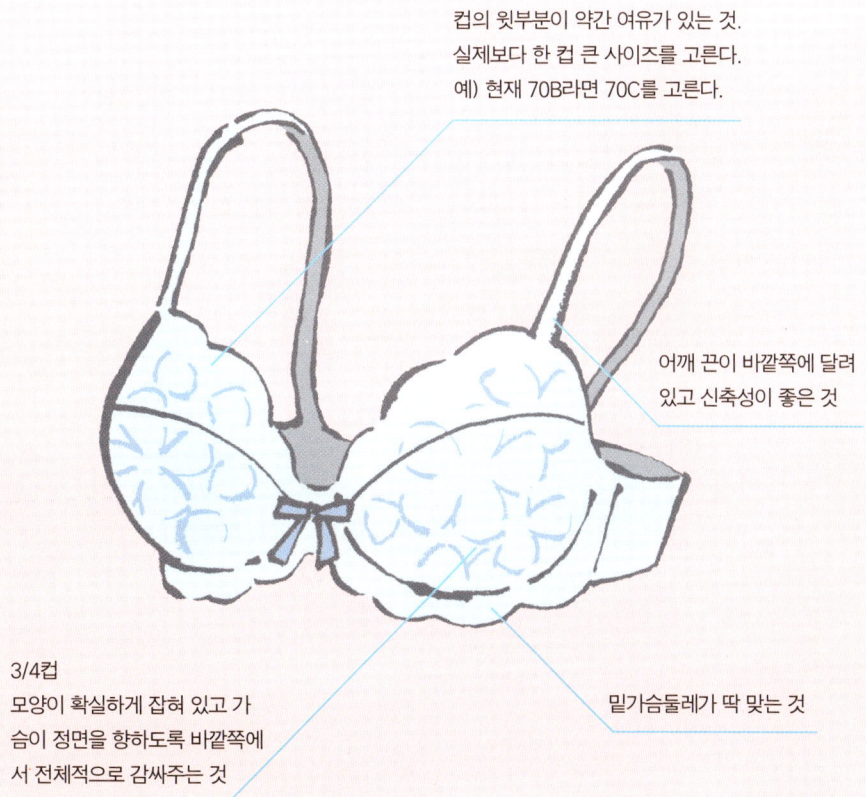

컵의 윗부분이 약간 여유가 있는 것.
실제보다 한 컵 큰 사이즈를 고른다.
예) 현재 70B라면 70C를 고른다.

어깨 끈이 바깥쪽에 달려
있고 신축성이 좋은 것

3/4컵
모양이 확실하게 잡혀 있고 가
슴이 정면을 향하도록 바깥쪽에
서 전체적으로 감싸주는 것

밑가슴둘레가 딱 맞는 것

상하게 생각하더라도 살짝 미소 지으며 "지금부터 가슴이 커질 거예요"라고 대답하면 그만입니다.

한 컵 큰 브래지어를 골랐으면 직접 입어보세요. 이때 가슴 주변의 살을 잘 모아서 컵 속에 넣고 비어져 나오지 않는지 확인합니다.

이제부터 가슴이 커질 테니 컵 사이즈를 바꿔가며 브래지어를 사야합니다. 갈아입는 것까지 계산하여 우선 실제보다 한 사이즈 큰 브래지어를 두 벌 사도록 합시다. 최종적으로 이상적인 사이즈가 될 때까지는 두 벌씩만 장만하는 편이 경제적입니다.

즉시 효과를 볼 수 있는 브래지어로
아름다운 가슴을 만드는 포인트

그러면 바스트 업 효과를 볼 수 있는 브래지어 착용 포인트를 설명하겠습니다. 실제로 착용할 때는 74쪽의 사진을 참고하세요.

  착용하기 전에 먼저 겨드랑이와 위 팔뚝의 지방을 주물러서 잘 풀어준 뒤 겨드랑이 아래의 림프샘을 꼼꼼히 마사지하면서 가슴 위쪽으로 이동시킵니다. 또 등의 군살도 가슴 앞으로 잘 모아주세요.

  이제 착용 시의 주의점을 알아보도록 할까요? 후크를 채울 때에는 바닥과 수평이 되도록 상체를 기울여주어야 합니다. 중력의 영향을 받아 가슴이 아래를 향하기 때문에 선 자세로 후크를 채우면 가슴이 아래쪽에 있는 채 브래지어를 착용하게 됩니다.
  상체를 구부려 후크를 채운 뒤에는 후크 밑에 손가락을 넣어 등의 살을 앞으로 끌어모아 가슴에 넣어주세요. 그렇게 해서 가슴뿐 아니라 겨드랑이나 위 팔뚝, 등의 지방까지 컵 속에 넣은 뒤 잰 치수가 자신의 본래 사이즈입니다.

  여분의 지방을 모아주는 과정을 거치지 않았는데 가슴의 살만으로 브래지어의 컵이 꽉 찬다면 자신에게 맞지 않는 브래지어를 착용하고 있는 것입니다.

  74쪽의 사진처럼 정확하게 브래지어를 착용하면 바로 그 착용하는 행위 자체가 스트레칭이 된다는 사실을 혹시 눈치채셨나요?

  사실 가슴에 살을 끌어모으는 동작만으로도 지방을 풀어주고 림프의 흐름과 혈액순환을 촉진하며 자세를 바로잡는 다양한 효과를 얻을 수 있습니다.

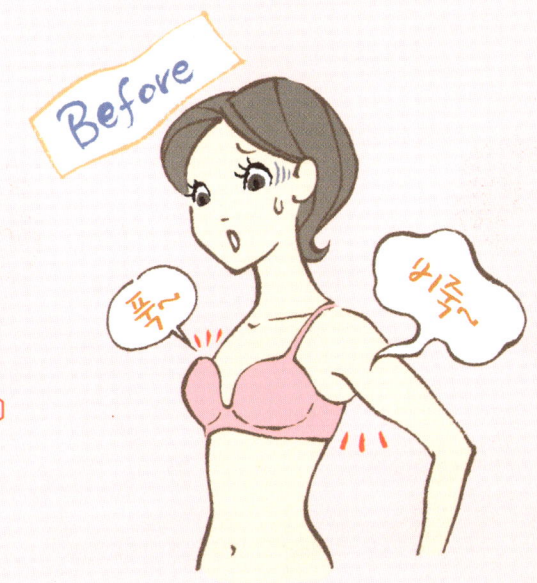

〔잘못된 착용〕

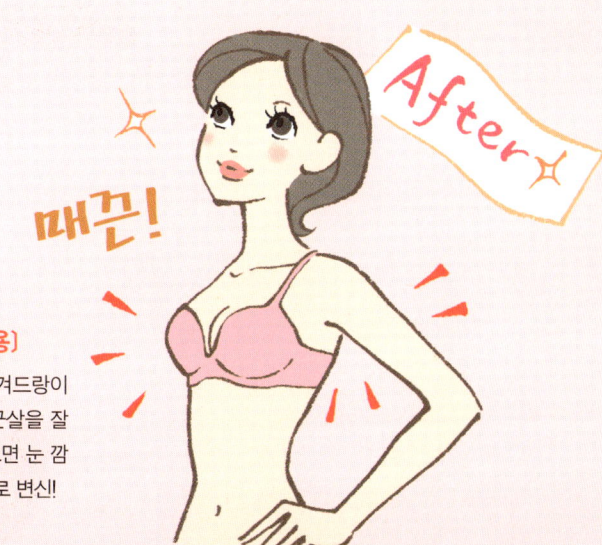

〔올바른 착용〕
가슴 주변의 지방, 겨드랑이 밑, 위 팔뚝, 등의 군살을 잘 모아서 컵 속에 넣으면 눈 깜짝할 사이에 글래머로 변신!

실전! 가슴 미인이 되는 브래지어 착용법

1

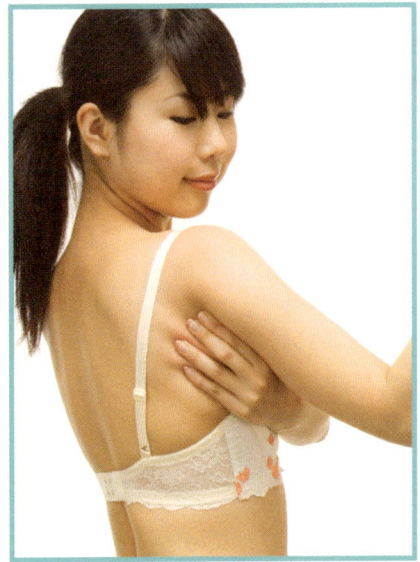

림프 마사지를 겸해 겨드랑이 아래를 주물러서 지방을 부드럽게 풀어줍니다. 겨드랑이 밑은 특히 림프의 흐름이 막히기 쉬운 부위이므로 순환이 잘되도록 마사지해주세요.

2

지방의 이동: 등

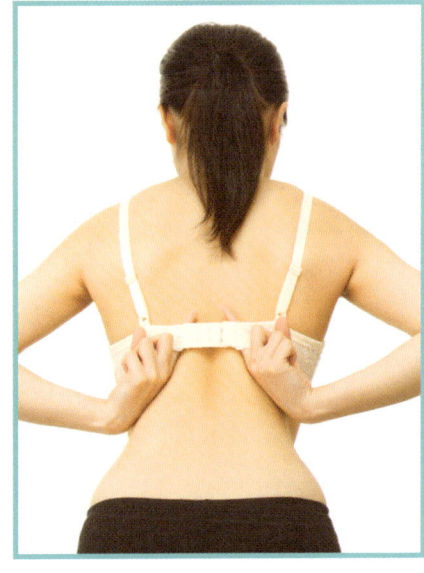

중력의 영향을 받아 가슴이 처진 채 브래지어에 고정되지 않도록 반드시 상체를 앞으로 구부려 가슴살을 모읍니다. 후크를 채운 뒤 집게손가락을 후크 밑에 넣어 밑가슴둘레에 있는 살을 가슴 앞으로 끌어모읍니다.

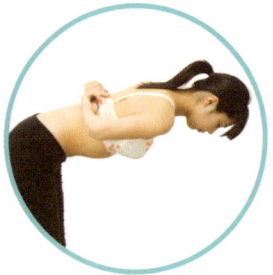

옆에서 본 자세. 바닥과 수평이 되도록 상체를 구부립니다. 중력을 이용해 브래지어를 착용합니다.

모델: 안도 아미

군살이 빠지고 풍만하며 아름다운 가슴으로!

3

지방의 이동: 등 위쪽에서 겨드랑이 아래로

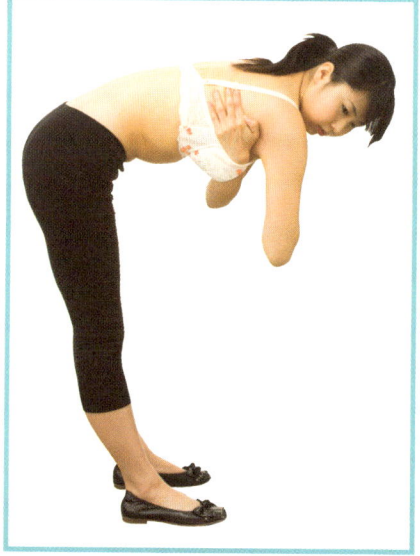

왼손을 브래지어의 오른쪽 등 뒤로 돌려, 등에 있는 살을 오른쪽 컵 속에 이동시키듯이 앞으로 쓸어내립니다. 반대쪽도 마찬가지로 오른손을 브래지어의 왼쪽 등 뒤로 돌려 왼쪽 컵 속에 잘 모아서 넣습니다.

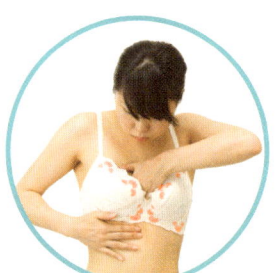

상체를 일으켜 앞에서 본 상태

4

지방의 이동: 위 팔뚝

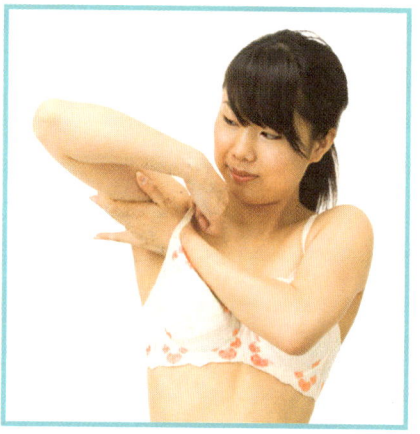

어깨 끈을 들어 올리고 그 밑으로 반대쪽 손을 넣어 위 팔뚝까지 뻗습니다.

5

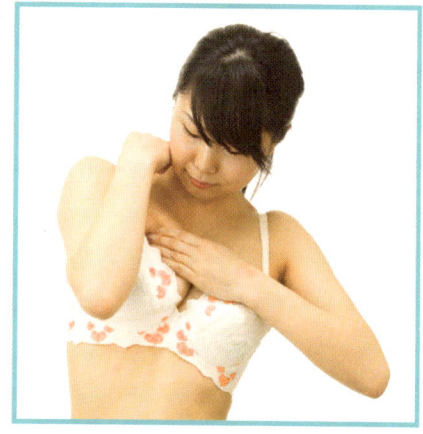

그대로 끈 밑으로 팔뚝에서 겨드랑이를 지나 살을 이동시키듯이 끌어모읍니다. 위 팔뚝의 살을 윗가슴으로 이동시켜주세요. 반대쪽도 똑같이 살을 끌어모아줍니다.

6 지방의 이동: 위 주변과 배

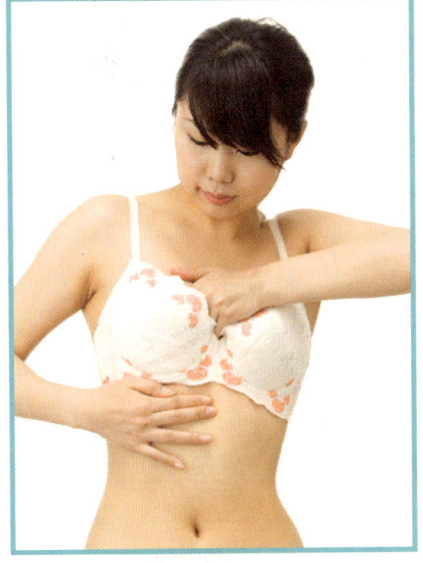

위 주변이나 배에 붙어 있는 군살을 가슴으로 이동시킵니다. 컵 아래쪽을 들어 올려 가슴 밑에 붙어 있는 살을 끌어올립니다.

7

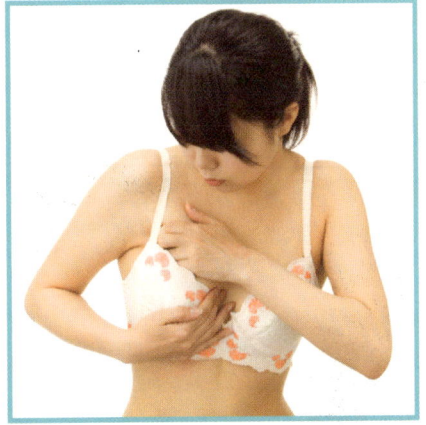

끌어모은 살을 컵 안에서 예쁜 모양이 되도록 잘 다듬습니다.

8

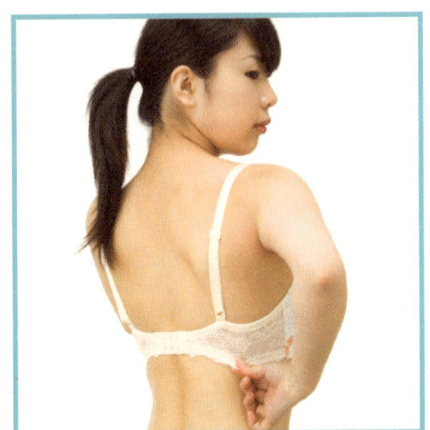

살을 모으고 있으면 브래지어의 뒤쪽이 자연스레 위로 올라가버리니 아래로 내려서 잘 정돈합니다.

군살이 빠지고 풍만하며 아름다운 가슴으로!

Before 잘못된 착용

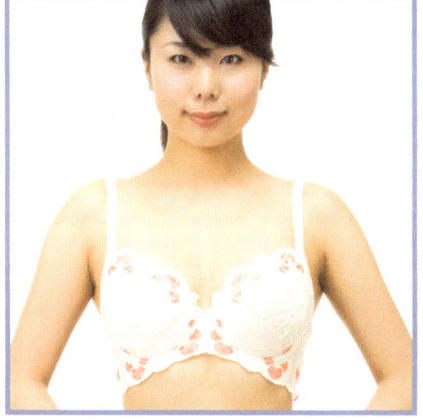

아무 생각 없이 착용한 상태. 브래지어의 밑 둘레가 몸에 밀착해 있지 않습니다. 겨드랑이 밑의 살이 비어져 나와 가슴에 입체감이 없습니다.

After 올바른 착용

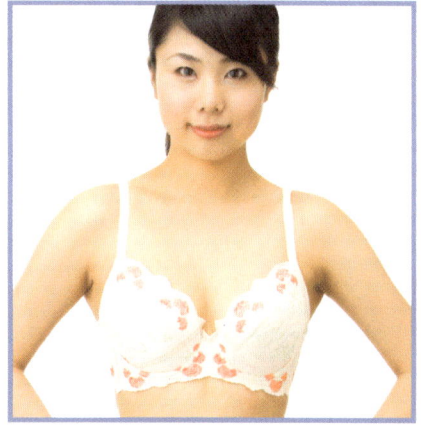

브래지어의 밑 둘레가 밑 가슴둘레에 정확하게 위치하고 몸에 밀착되어 있습니다. 겨드랑이 밑이 군살 없이 매끈하며 가슴에 볼륨과 가슴골이 생겼습니다.

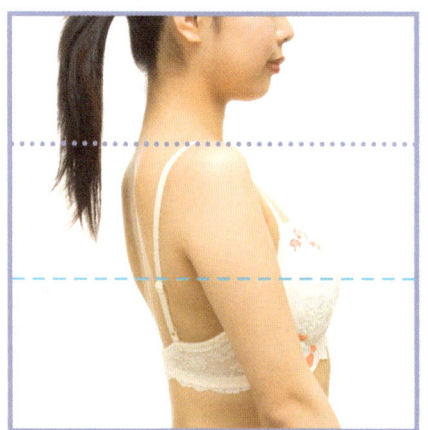

옆에서 본 모습. 가슴의 가장 높은 부분이 겨드랑이 조금 아래쪽에 위치해 있습니다. 등과 겨드랑이 밑에 살짝 보이는 지방은 브래지어를 올바르게 착용하면 가슴으로 이동시킬 수 있습니다.

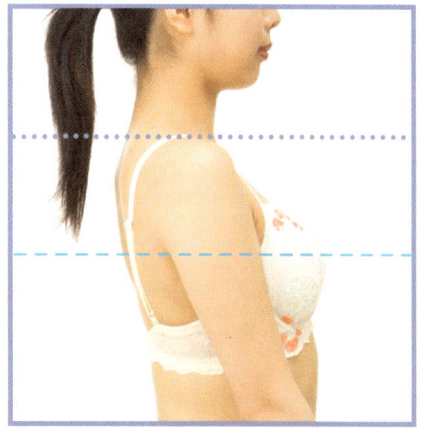

가슴의 가장 높은 부분이 옆 사진보다 위쪽에 위치해 있으며 전체적으로 둥그스름하고 아름다운 형태가 만들어졌습니다. 등의 군살도 눈에 띄지 않습니다.

착용하는 동작까지
아름답게

여성들은 매일 브래지어를 착용합니다. 그렇다면 그 동작이 아름다워 보이도록 의식하면서 착용하면 어떨까요?

예를 들어 부부나 연인 사이라면 아침에 일어나 브래지어를 착용하는 모습을 상대가 볼 수도 있습니다. 그럴 때, 자신의 동작이 아름다우면 상대방은 '섹시해' 또는 '예뻐'라고 생각하겠지요.

이 레슨에는 다른 사람의 눈에도 아름다워 보이는 브래지어 착용 방법을 도입했습니다. 브래지어 착용은 다도나 꽃꽂이를 하는 것과 마찬가지라고 생각하세요.

자신의 몸을 사랑스럽다고 생각하며 착용하지 않으면 아름다워지지 않습니다. 또 아무도 보지 않으니까 아무렇게나 입어도 상관없다고 생각한다면 아름다움은 겉으로 드러나지 않습니다. 내면과 외양은 연결되어 있기 때문이지요.

반드시 이 레슨에만 해당하는 말이 아닙니다. 집안일이나 습관적으로 행하는 일상생활의 동작이라도 누군가가 볼 수 있다는 사실을 명심하기 바랍니다.

군살이 빠지고 풍만하며 아름다운 가슴으로!

2주 만에 C컵에서 G컵으로

브래지어의 힘을 최대한 활용하여 50대 여성을 C컵에서 G컵으로 변신시킨 예가 있습니다. 예전에 어느 텔레비전 프로그램에 출연했을 때, 일반 여성의 체형을 바꿔달라는 의뢰를 받았습니다. 저는 빠른 효과를 보기 위해 속옷을 바꾸기로 하고 출연자 여성과 함께 속옷 가게에 갔습니다. 그녀는 평소에 C컵을 입는데 브래지어를 착용한 모습을 보니 겨드랑이와 등 그리고 위 팔뚝에 군살이 잔뜩 붙어 있었습니다.

그래서 저는 "지금 입고 있는 브래지어는 맞지 않으니 G컵을 줘보세요"라고 점원에게 부탁한 뒤 여분의 지방을 이동시키기 시작했습니다. 그리고 그 자리에서 G컵으로 만들어 보였지요. 하지만 이 경우는 순간적인 지방 이동이었기 때문에 시간이 지나면 다시 원래대로 돌아가버리고 맙니다.

G컵으로 자리 잡게 하려면 가슴 주변의 지방을 주물러 이동하기 쉽도록 부드럽게 풀어주어야 합니다. 더불어 근력도 키워야만 하지요.

"2주 동안 가슴 주변의 살을 정성껏 주물러 모두 컵 속에 끌어모으도록 하세요."

저는 출연자 여성에게 이렇게 말하고 아울러 대흉근을 단련하는 체조를 가르쳐주었습니다. 그리고 2주 후…….

스튜디오에 등장한 출연자를 본 순간 사회자도 게스트도 놀라움을 감추지 못했습니다. 가슴은 볼륨이 생겨 G컵이 되었고 겨드랑이와 팔뚝은 군살이 빠져 매끈해져 있었던 것입니다. 체중은 그대로인데 전보다 날씬해 보였지요.

사실 이 여성의 고민은 가슴이 아니라 팔뚝에 있는 살이었습니다. 팔을 가늘게 하기 위해 남는 지방을 이동시킨 결과 가슴은 풍만해지고 상반신 전체가 날씬해지는 부차적인 효과가 나타난 것입니다.

지금까지 올바른 브래지어 착용으로 수백 명의 여성들을 변신시켜왔습니다. 바로 눈에 띄는 효과가 없으면 많은 분들이 믿어주지 않기 때문이었죠. 아무리 말로 설명해봤자 효과를 실감하지 못하면 사람들은 실행에 옮기지 않습니다. 따라서 눈에 띄는 순간적인 효과를 내서 '오늘부터 체조를 해야지'라는 마음을 이끌어내는 것이죠.

몸을 소중히 여기는
마음과 그 효과

브래지어를 착용할 때는 "어쩜 이렇게 예쁠까"라고 자신에게 말하며 모양을 잘 다듬는 것이 중요합니다. 마음속에 부정적인 사고나 말이 있다면 그런 생각은 모두 지워버리세요.

아름다운 가슴 만들기 레슨에서는 자신의 몸을 소중히 여기고 자기 손으로 직접 만지기 때문에 효과가 더 크다고 생각합니다. 물론 가슴이 아름답게 변해가는 모습을 지켜보는 일도 즐겁지만, 몸을 스스로 마사지하며 풀어주고 있으면 무엇보다 자기 자신이 소중하게 느껴집니다.

또 저는 가슴을 아름답게 만드는 동안은 아침에 브래지어를 착용할 때뿐만 아니라 화장실에 갈 때마다 반드시 브래지어가 올바르게 잘 착용되어 있는지를 확인했습니다. 가슴을 컵 속에 제대로 넣어두지 않으면 지방은 쉽게 다른 부위로 흘러가버리니까요.

지방은 물처럼 움직이기 쉬우며 중력에 따라 이동해버립니다(이동하기 쉬운 지방을 가슴 근육으로 지탱하는 방법은 레슨 3에서 설명합니다). 모양을 잘 다듬는 동시에 물과 같은 지방을 어느 부위로 옮길 것이냐에 따라 체형은 얼마든지 변합니다. 그러려면 매일매일 원래 있어야 할 자리에 지방을 고정시키고 가슴 근육을 단련시킬 필요가 있습니다.

이 레슨을 시작하기 전까지는 브래지어를 적당히 착용하고 가슴에 관심조차 없던 분들도 적지 않았으리라 생각합니다. 특히 중년과 장년에 접어든 사람들은 나이 들었다는 이유로 포기해버리기 쉽습니다. 하지만 가슴을 관리하다 보면 '내 몸을 더 보살피자'라는 마음이 생길 것입니다. 그런 의식의 변화만으로도 몸은 변해갑니다. 브래지어는 자신의 몸으로 눈을 돌리는 최고의 아이템입니다.

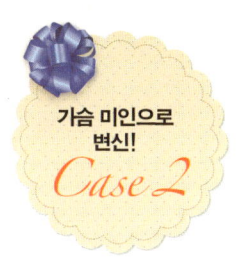

70B에서 70D로, 몸도 마음도 건강하게, 외출을 즐기는 적극적인 성격으로

가와하라 미즈(45세)

학창시절 48킬로그램이었던 체중이 나이가 들면서 증가해 정신 차려 보니 58킬로그램이 되어 있었습니다! 어느 날 목욕을 하고 나오다가 거울에 비친 뒷모습을 보고 놀라지 않을 수 없었습니다.

'완전 아줌마잖아…….'

이런 생각이 들면서 요가라도 배워볼까 고민하던 차에, 친구가 요시마루 선생님이 지도하는 '베네레 미용법'을 추천해주었습니다. 2005년 4월의 일입니다.

처음 지도를 받던 날, 선생님은 "당신의 꿈은 무엇입니까?"라고 물었습니다. 뭐라고 대답해야 좋을지 몰라 우물쭈물하던 게 지금도 기억납니다.

저는 고민하다가 이렇게 대답했습니다. "음, 글쎄요. 그저 남편과 함께 편안한 노후를 보냈으면 좋겠어요." 그러자 선생님은 "그건 언젠가는 이루어질 일이죠. 당신 자신을 위한 꿈은 무엇인가요?"라고 다시 한 번 질문을 던졌습니다. 대답할 말이 없었습니다.

요시마루 선생님을 찾아갔을 때는 '살찐 아줌마가 된 내가 싫어. 아름다워지고 싶어'라고 생각하기만 했을 뿐 어떤 모습으로 바뀌고 싶은지는 깊게 생각하지 않았지요. 선생님은 "그래서는 안 됩니다"라고 단호하게 말했고 그 날 저는 충격을 받은 채 돌아왔습니다.

나의 꿈, 내가 바라는 나를 상상한다

내 꿈은 무엇일까? 내가 바라는 나는 어떤 모습일까? 그런 질문에서부터 이미지 트레이닝을 시작했습니다. 그리고 이상적인 몸매를 만들기로 결심했습니다. 돌이켜보면 저는 무슨 일을 하든 소극적이었고 저 자신을 좋아하지도 않았습니다.

'아, 변하고 싶어.'

저는 매일 밤 마당에 나가 별이 빛나는 밤하늘을 올려다보며 아름다워진 가슴을 마음속에 그리면서 스트레칭을 했습니다. 낮에는 화장실에 갈 때마다 브래지어가 올바르게 착용되어 있는지 확인하고 비어져 나온 지방을 컵 속으로 끌어모았습니다.

그러자 몸에 점점 탄력이 생겼습니다. 몸무게는 2킬로그램밖에 줄지 않았는데 겉보기에는 상당히 살이 빠져 보였나 봅니다. 주위 사람들에게서 "달라졌네!"라는 말을 많이 듣게 되었지요. 가슴도 두 달 만에 한 컵 그리고 몇 달이 지나자 또 한 컵 커져서 70B에서 70D로 풍만해졌습니다.

그때까지의 저는 다른 사람의 의견을 따르는 타입이었습니다. 유명한 레스토랑이나 영화관에 가고 싶어도 친구들에게 먼저 가자는 말을 꺼내지 못할 정도였으니까요. 그런 제가 가슴이 풍만해지고 몸매가 탄탄해지자 자신감이 생겼습니다. 그리고 변하기 시작한 겁니다. 가고 싶은 곳이 있으면 어디든 혼자서 갈 수 있게 되었지요. "그건 당연한 거 아냐?"라고 웃는 사람이 있을지도 모릅니다. 하지만 저에게는 커다란 변화였습니다.

일상생활에도 활력이 생겨 하루하루가 즐거워졌습니다.

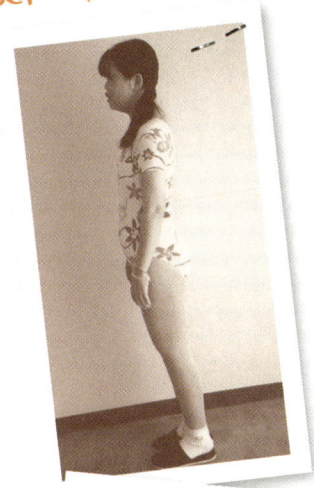
Before (레슨 전)

몸에도 점차 좋은 변화가 나타나기 시작했습니다. 그 전까지는 고관절이 약해서 책상다리를 하고 앉으면 아파서 견딜 수가 없었는데 어느 틈엔가 아프지도 않고 자연스럽게 책상다리를 할 수 있게 되었습니다. 그리고 특히 놀라운 일을 경험했습니다.

저는 18세 때부터 목에 있는 사마귀가 고민거리 중 하나였지요. 그런데 이 사마귀가 어느샌가 없어진 것입니다. 얼마 전, 남편이 "여보, 당신 목에 사마귀가 없어졌어"라고 말해 거울을 봤더니 세상에나, 정말 없어진 겁니다! 늘 마음에 걸렸던 사마귀가 없어지다니 믿기 어려웠지요. 저의 변화를 옆에서 지켜본 만큼 남편은 오히려 저보다 레슨의 효과를 더 실감하는 것 같았습니다. 부부 동반 모임에 갈 때마다 효과를 선전하기에 바쁠 정도니까요.

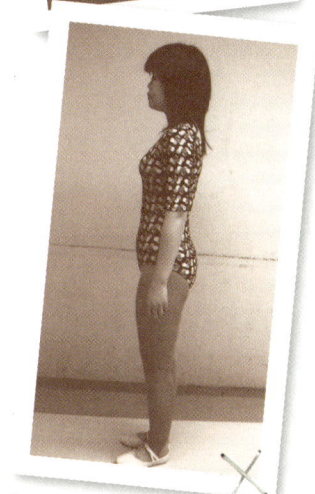
After (레슨 후)

위는 레슨을 시작한 2005년 4월에 찍은 사진이다. 이때 사실은 수십만 엔 하는 보정 속옷을 입고 촬영했다. 그에 비해 레슨을 시작하고 2년 뒤인 2007년 5월에 찍은 아래 사진에서는 보정 속옷 없이도 탄력 있는 몸매를 유지하고 있다.

레슨 덕분에 몸 전체가 건강해졌습니다. 또 항상 긍정적인 기분을 유지할 수 있게 되었고 지금은 몸과 마음이 모두 건강하다는 사실에 항상 감사하며 살아가고 있습니다.

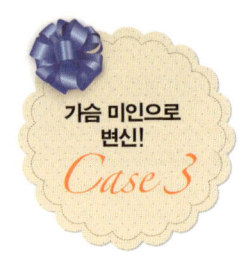

브래지어를 벗어도 처지지 않는 가슴과 밝은 미소를 찾았습니다!

가와카미 유코(43세)

결혼하기 전, 저는 화장과 옷차림에 남들보다 몇 배는 신경 쓰는 성격이었습니다. 그러던 제가 아이를 가진 뒤로 외모에 전혀 신경 쓰지 않는 여자가 되어버렸습니다. 어렵게 가진 아이라서 더욱 육아에 몰두한 면도 있습니다. 하지만 마음이 복잡해지기도 했지요. 아이를 돌보는 일도 즐겁지만 내 세계의 중심에 아이밖에 없다면……. 이렇게 사회에서 격리된 듯한 느낌도 조금 들었습니다. '이대로는 안 돼. 좀 더 자신에게 신경 써야지.' 그래서 다시 화장을 하게 되었는데 또 다른 문제가 생겼습니다. 이번에는 자신감 부족 때문에 진한 화장을 하게 된 것이죠.

바로 이런 시기에 요시마루 선생님의 강좌를 듣게 되었습니다. 2004년 10월이었습니다. 요시마루 선생님의 이야기에 감동한 저는 '한 번밖에 없는 인생, 후회 없이 살고 싶어'라고 생각하게 되었지요. 무엇보다 자신을 소중하게 생각하자고 결심했습니다.

그 무렵, 마침 아이가 유치원에 들어가고 여유 시간이 생겼기에 즉시 '베네레 미용법' 레슨을 받기 시작했습니다.

참고로 저의 가슴은 수유를 마치고 나선 완전히 납작해진 상태였습니다. 브래지어에 전혀 신경 쓰지 않았을 뿐더러 자신의 가슴 사이즈도 모를 정도였지요.

레슨을 처음 들었을 때는 '정말 지방이 이동할까?'라고 반신반의했습니다만 마음가짐이 얼마나 중요한지 곧 깨닫게 되었습니다. "나는 꼭 아름다워질 거야!"라고 결심하고 한 컵 큰 사이즈의 브래지어를 사고 가슴 근육을 단련시켰더니 탄력 있는 가슴을 되찾을 수 있었습니다. 특히 지금까지는 브래지어로 받쳐서 올려주어야 했던 가슴이 브래지어를 벗어도 처지지 않게 되어 더욱 기뻤지요. 게다가 B컵이었던 가슴이 D컵까지 커졌습니다.

몸매에 자신이 생기자 표정까지 바뀌기 시작했습니다. 그 전까지는 웃으면 잔주름이 생길까봐 표정을 잘 짓지 않았는데 이제는 "웃는 얼굴이 참 보기 좋아요"라는 말을 듣기도 합니다. 요즘은 딸에게 멋진 엄마로 보일 수 있도록 더 아름답게, 그리고 긍정적으로 인생을 빛내고 싶다는 목표가 생겼습니다.

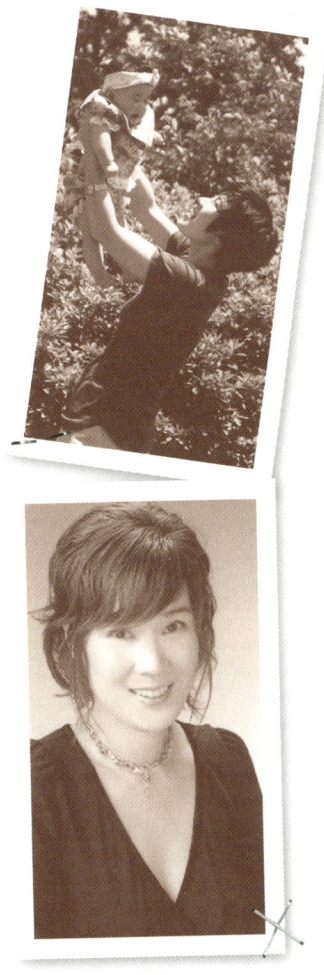

Before (레슨 전)

After (레슨 후)

위는 1998년 사진이다. 이 당시에는 아이가 생긴 기쁨에 넘쳐 있었다. 하지만 수유 탓인지 가슴은 탄력을 잃고 납작해졌다. 아래는 9년 후인 2007년의 사진이다. 예전보다 가슴이 풍만해졌고 표정은 물론 몸 전체가 온화한 인상으로 바뀌었다.

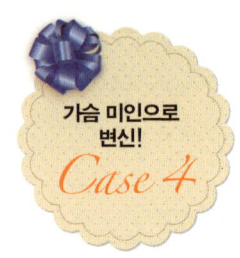

가슴 미인으로 변신!
Case 4

처진 가슴을 패드로 속일 필요가 없고 친구와 온천 여행을 가도 자신 있게 즐기게 되었어요

닛타 쇼코(41세)

2005년 7월에 이 레슨을 처음 알게 되었습니다. 당시 저는 인재 파견 회사에서 파견 사원의 연수를 담당하고 있었지요. 젊은 여성들을 지도해야 하는 입장이었기 때문에 어느 자리에 서든 자신감을 지닐 수 있도록 표정과 행동을 연습해야겠다는 생각을 했습니다. 아울러 서서히 탄력을 잃어가는 몸매도 관리하고 싶었지요.

뭔가 좋은 강좌가 없을까 찾고 있을 때 요시마루 선생님의 '베네레 미용법'을 발견하게 되었습니다.

저는 몸매 중에서도 특히 가슴에 자신이 없었습니다. 아이를 모유로 키운 뒤 처지고 납작해져서 가슴만 보면 마치 할머니 같았지요. 하지만 '모유를 먹였으니 어쩔 수 없어……'라고 포기하고 있었습니다. 당시엔 두꺼운 패드가 든 브래지어를 착용해서 체형을 보완하는 걸로 만족했습니다. 그러다 보니 친구와 온천 여행을 가게 되면 처진 가슴을 숨길 수 없어서 무척 우울해지곤 했지요.

그런데 올바른 브래지어 착용 방법을 지도받고 나서 매일 아침 가슴 모양을 다듬고 가슴 근육을 단련하는 스트레칭을 했더니 2주 뒤 가슴에 탄력이 생기기 시작했습니다. 23세에 출산한 뒤로 콤플렉스였던 가슴에 변화가 나타났으니 얼마나 놀랍고 기뻤는지 모릅니다.

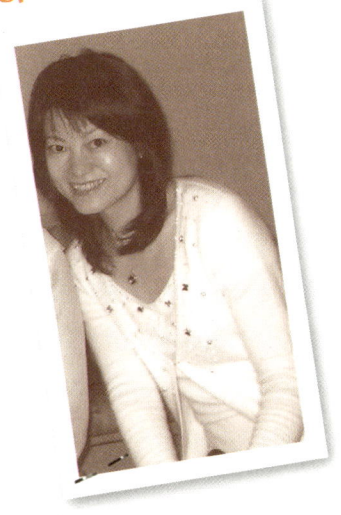

Before (레슨 전)

70B였던 가슴이 지금은 70D로 풍만해졌습니다. 이젠 패드가 든 브래지어는 필요하지 않게 되었지요. 등에 있던 군살도 빠져 매끈해졌으며 지금껏 브래지어에서 비어져 나왔던 지방도 사라졌습니다. 친구들은 "스타일이 좋아졌다"고 부러워하지요.

노력한 만큼 결과가 나오니 레슨이 점점 즐거워졌습니다. 지금은 온천에 가자는 이야기가 나와도 몸매 걱정 없이 즐길 수 있답니다.

열여덟 살인 딸은 "엄마, 같이 옷 사러 가요"라는 말을 자주 합니다. 사춘기의 딸이 함께 옷을 사러 가고 싶다고 생각할 수 있는 엄마가 된 것도 저에게는 무척 큰 기쁨입니다.

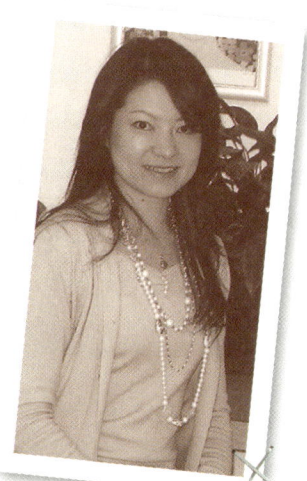

After (레슨 후)

위는 2005년 10월 베네레를 처음 알게 된 당시의 사진, 아래는 2006년 11월의 사진이다. 약 1년 만에 70B에서 70D로 가슴이 풍만해졌다. 노력한 만큼 결과가 보이니 레슨이 마냥 즐겁기만 했다.

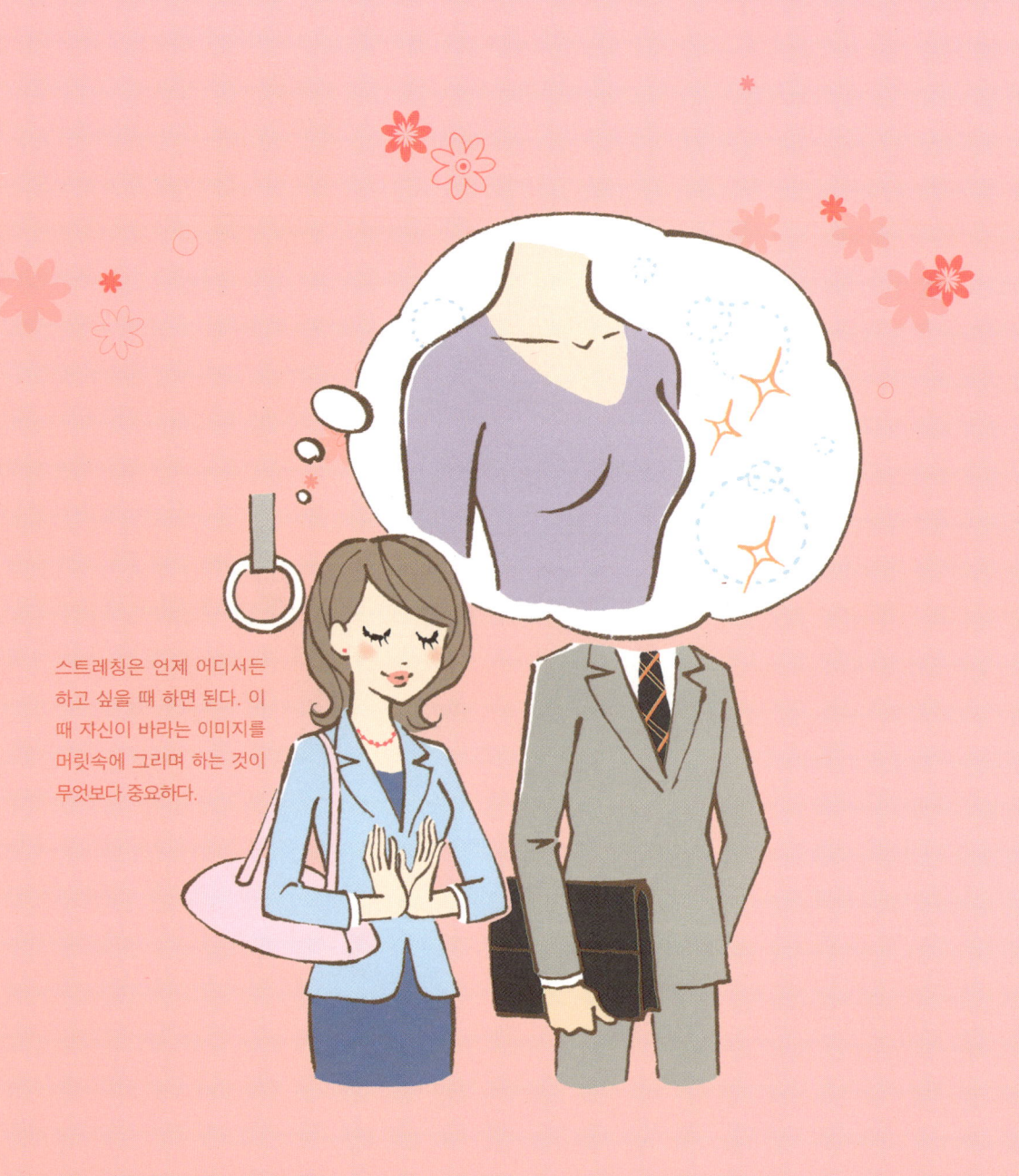

스트레칭은 언제 어디서든 하고 싶을 때 하면 된다. 이때 자신이 바라는 이미지를 머릿속에 그리며 하는 것이 무엇보다 중요하다.

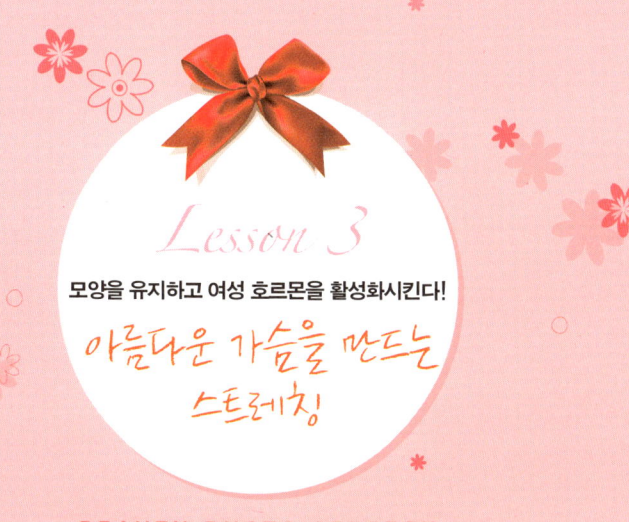

Lesson 3

모양을 유지하고 여성 호르몬을 활성화시킨다!

아름다운 가슴을 만드는 스트레칭

BEAUTY BUSTS STRETCH

지방을 받쳐주는
대흉근 단련하기

레슨 2에서 브래지어를 올바르게 착용하는 것만으로 예상보다 훨씬 가슴이 풍만해져서 놀란 분들이 많을 겁니다. 모처럼 이상적인 가슴이 되었으니 그대로 유지하고 싶겠죠? 그렇다면 이제 풍만해진 가슴을 자리 잡게 하는 '아름다운 가슴 만들기 스트레칭'을 해봅시다.

 이 스트레칭은 대흉근을 중심으로 단련해갑니다. 대흉근이란 가슴을 받치고 있는 근육으로 가슴 상부 전체를 덮고 있습니다. 이를 테면 가슴의 무게를 지탱하는 토대인 거죠. 브래지어를 하지 않더라도 처지지 않는 가슴을 목표로 이 근육을 단련해보도록 합시다.

 대흉근은 손발에 있는 다른 근육보다 사용할 기회가 현저히 적습니다. 그래서 일반 여성의 경우, 헬스클럽에 다니며 의식적으로 단련하지 않는 이상 근육량이 감소하고 근력도 약해지게 마련입니다.

 성인 여성의 경우 한쪽 가슴 무게가 180~330그램(우유병 1~2병 분)이라고 합니다. 나이가 들면 처지거나 탄력을 잃는 까닭은 가슴을 받치는 대흉근이 늘어난 고무처럼 약해지기 때문이지요. 그러니까 대흉근 단련은 아주 중요합니다.

 단 가슴은 지방 조직 90%와 유선 조직 10%로 구성되어 있습니다. 대부분 지방인 거죠. 그렇기 때문에 대흉근을 크고 탄탄하게 단련하는 것

〔가슴의 구조〕

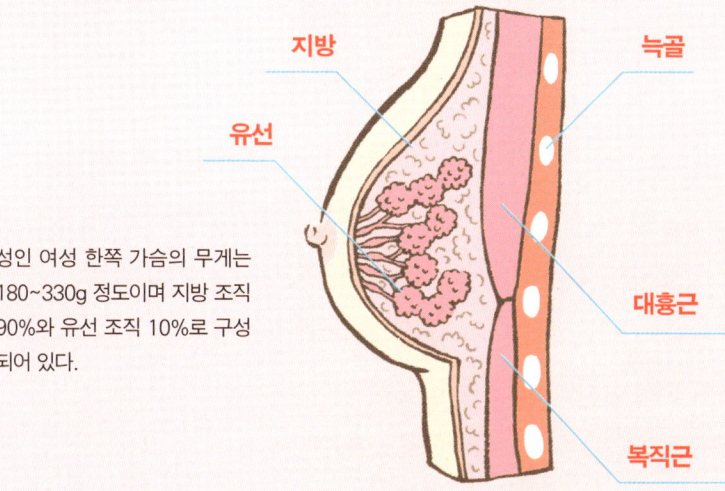

성인 여성 한쪽 가슴의 무게는 180~330g 정도이며 지방 조직 90%와 유선 조직 10%로 구성되어 있다.

지방
유선
늑골
대흉근
복직근

〔대흉근이란〕

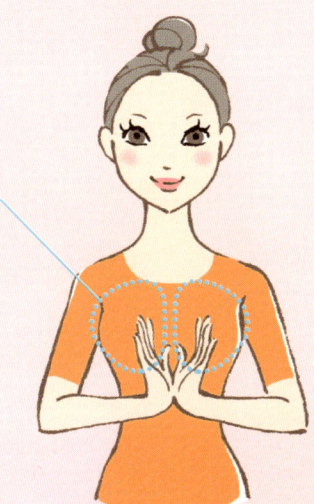

대흉근

가슴을 받치고 있는 근육이며 가슴 상부 전체를 덮고 있다. 또한 가슴의 무게를 지탱하는 토대다. 이 부위를 단련하여 처지지 않는 풍만한 가슴을 만들자.

만으로는 가슴을 풍만하게 만들 수 없습니다. 오히려 남자 같은 몸매가 되어버리기 쉽습니다.

아름다운 가슴 만들기 레슨에서 대흉근을 단련하는 목적은 물처럼 유동적인 지방이 다른 곳으로 흘러가지 않도록 잘 잡아주기 위해서입니다.

가슴이 아름다워지려면 대흉근을 단련하면서 가슴의 구성 물질인 지방을 모을 필요가 있습니다. 그러기 위해 레슨 2에서 겨드랑이와 위 팔뚝, 등에 남는 지방을 이동시켜 가슴으로 모아주는 것입니다.

'지방을 이동시킨다'라고 해도 실제로 시도해보지 않은 사람은 실감하기 어려울지도 모릅니다. 제가 지도한 수강생 중에도 처음 레슨을 받을 때는 "정말 그런 일이 가능한가요?"라며 의심스러워하는 경우가 많았습니다. 하지만 자신이 직접 해보고 효과가 나타나면 "뭐야, 아름다운 가슴이 되는 거 의외로 쉽잖아"라고 말합니다.

레슨 2를 실천한 독자 여러분도 필요 없는 군살이 가슴이 되는 현실을 실감하고 있겠지요. 레슨 3에서는 아름다운 가슴에 더욱 가까워지기 위해 효과적인 스트레칭을 소개하겠습니다.

모양을 유지하고 여성 호르몬을 활성화시킨다!

스트레칭의 효능과 주의점

아름다운 가슴을 만드는 스트레칭 다섯 종류를 100쪽부터 소개해두었습니다. 결코 어려운 동작도 아니고 격렬한 트레이닝도 아닙니다. 아마 실제로 해보면 어려움 없이 지속적으로 할 수 있다는 생각이 들 것입니다.

다섯 가지 스트레칭 모두 언뜻 간단해 보이지만 대흉근을 단련하거나 상반신의 지방을 가슴에 끌어모으고 목덜미에서 가슴으로 이어지는 선에 탄력을 주기에는 충분합니다. 104쪽에 소개된 다리 경혈 마사지(아름다운 가슴 만들기 스트레칭 ③)를 할 때 종아리뿐만 아니라 다리 전체를 마사지하면 다리가 날씬해지는 효과도 기대할 수 있습니다.

저는 특별히 다리를 날씬하게 만들고 싶다는 생각보다는 여성 호르몬을 활성화시키기 위해 다리 경혈 마사지를 했습니다. 결과적으로 가슴은 풍만해지고 다리는 가늘어지는 행운까지 잡았습니다. 다리가 가늘어진 이유에는 경혈을 자극한 영향도 있겠지만 몸에 대한 애정이 원하는 몸매를 만들었다고 생각합니다.

아름다운 가슴을 만드는 스트레칭의 가장 큰 효과는 몸을 소중하게 대하는 습관이 생긴다는 점입니다. 자신에 대한 애정이 커지는 것이죠. 그러면 몸짓이나 행동도 부드러워져서 자연스럽게 우아한 분위기가 우러나오게 됩니다.

다섯 가지 스트레칭이라고 해도 15분 정도밖에 걸리지 않지만, 마음에

드는 스트레칭만 해도 상관없습니다. 하루에 몇 세트씩 몇 번 반복해야 한다고 정해져 있지도 않습니다. 그러니 밤에 자기 전이나 아침에 일어난 직후 등 자신이 하고 싶을 때, 하고 싶은 만큼 하면 됩니다.

단 지속하는 것이 중요합니다. 그렇다 해서 스트레칭을 하루 걸렀다고 자신을 비난할 필요는 없습니다. 오늘 못 했으면 내일 하면 됩니다. 마음 편하게 긍정적으로 생각하세요. 그리고 일상생활 속에서 자세를 바르게 하거나 가슴 근육에 힘을 주는 등 가슴을 의식하도록 노력해보세요.

가슴 근육이 확실하게 생기기 시작하면 손을 사용하지 않아도 의식하는 것만으로 근육을 단련할 수 있게 됩니다. 지하철 안이나 사무실, 목욕탕 등 어디에서든 틈이 나면 가슴 근육을 움직일 수 있습니다. 저는 손을 사용하지 않고 매일 어디서든 생각나면 가슴 근육을 단련하도록 신경을 씁니다.

스트레칭을 할 때의 핵심은 자신이 바라는 모습을 머릿속에 그리는 것입니다. 탄력 있게 솟은 가슴, 둥글고 풍만한 가슴 등 구체적으로 이미지를 떠올리며 단련하도록 하세요.

먼저 올바른
자세부터

아름다운 가슴 만들기 스트레칭을 할 때는 먼저 엉덩이에 힘을 주고 배를 집어넣고 발을 45도로 벌리고 섭니다. 이것이 올바른 자세인데 이렇게 서면 자연히 가슴 근육에 힘이 들어가는 것을 느낄 수 있습니다. 바른 자세만으로도 자연스럽게 가슴 근육이 단련되고 아름다운 가슴을 유지할 수 있는 것이죠.

    요즘은 젊은데도 등이 굽은 여성들이 많이 눈에 띕니다. 굽은 등은 가슴이 빈약해 보이는 큰 요인입니다. 대흉근은 정상적인 자세로도 사용할 기회가 적은데 등이 굽으면 더욱 약해질 수밖에 없죠. 근육이 이완되어 아무리 젊더라도 가슴이 점차 처지고 모양이 망가지게 되어 있습니다.

    조금만 자세에 신경 쓰면 가슴이 위로 올라가고 겉모습도 훨씬 젊어 보입니다. 자세가 나쁜 사람은 우선 등을 곧게 펴는 연습을 합시다. 그것만으로도 처진 가슴을 끌어올리는 효과는 충분합니다.

〔올바른 자세 잡는 법〕

1 | **뒤꿈치**
뒤꿈치를 붙이고 45도 각도로 발을 벌리고 섭니다.

2 | **엉덩이**
엉덩이 근육을 당겨 힘을 줍니다.

3 | **치골, 배**
치골이 위를 향하도록 하고 배를 내밀지 않도록 주의합니다.

옆에서 보면 귀, 어깨, 팔꿈치, 가운뎃손가락이 일직선상에 있으며 몸은 부드러운 S자 곡선을 그리게 된다.

모양을 유지하고 여성 호르몬을 활성화시킨다!

4 | **가슴, 어깨**
가슴은 그대로 두고 어깨의 힘만 뺍니다.

5 | **발바닥**
중심은 뒤꿈치가 아니라 앞꿈치에 둡니다.

6 | **턱**
가볍게 턱을 끌어당기고 등을 똑바로 폅니다.

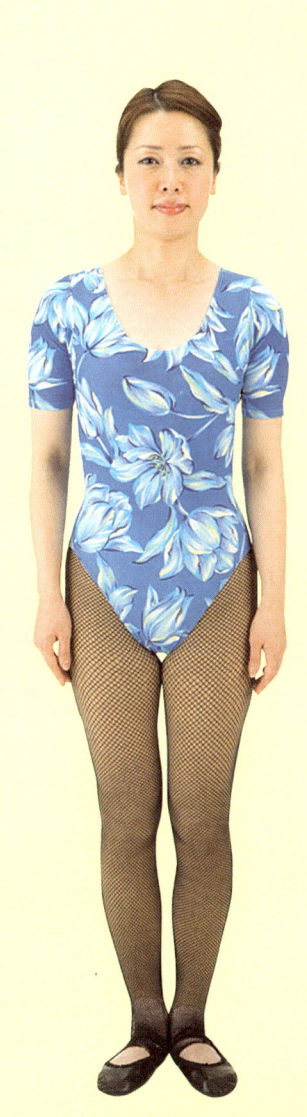

모델: **하라 아케미** (베네레 미용 강사)

아름다운 가슴을 만드는 스트레칭 ①
대흉근을 단련해서 처지지 않는 가슴으로

평소에 잘 사용하지 않는 대흉근을 단련하는 스트레칭입니다. 가슴의 지방을 받쳐주는 이 근육을 단련해 중력에 상관없이 처지지 않는 가슴을 만들어봅시다.

1

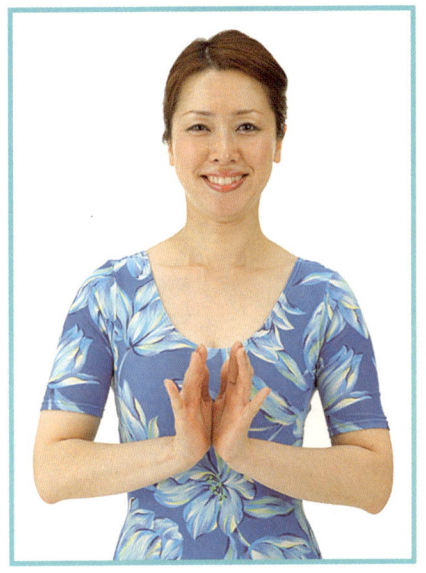

가슴을 펴고 가슴 한가운데보다 약간 아래쪽에서 그림과 같이 양쪽 엄지손가락의 뿌리 부분을 붙입니다. 붙인 엄지손가락에 서로 밀듯이 힘을 줍니다. 그대로 천천히 숨을 내쉬며 8초를 셉니다. 이때 가슴 근육에 힘이 들어가도록 하면 효과적입니다.

2

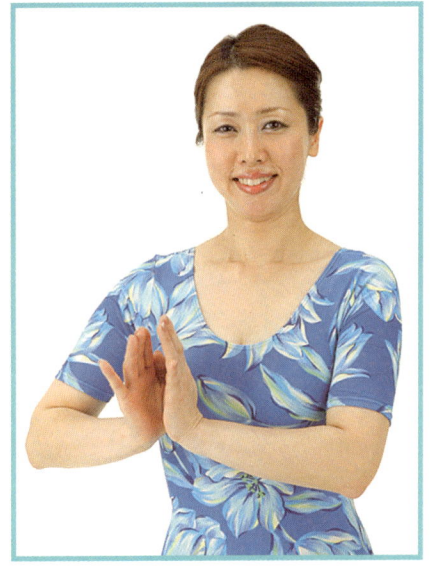

오른쪽 가슴의 유두 앞에서 1과 같이 양손 엄지손가락의 뿌리 부분을 붙이고 숨을 내쉬며 8초간 반복합니다. 손가락 끝이 둥그스름한 모양이 되도록 주의해주세요.

Point!

양손 엄지손가락의 뿌리 부분만 붙여야 합니다. 새끼손가락까지 붙이면 위 팔뚝까지 단련되니 주의하세요.

3

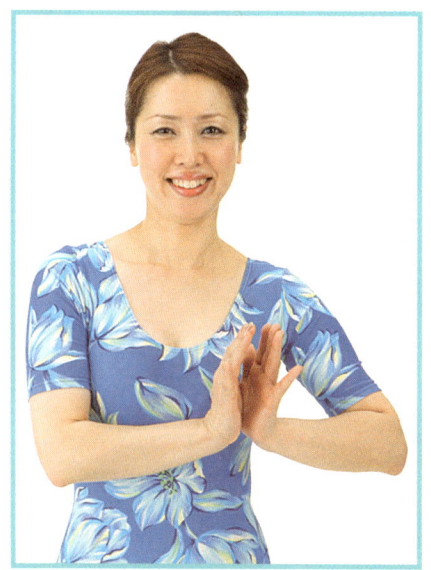

이번에는 왼쪽 가슴의 유두 앞에서 양손 엄지손가락의 뿌리 부분을 붙이고 숨을 내쉬며 8초간 반복합니다. 양쪽 가슴의 크기가 다른 사람은 작은 쪽 가슴 앞에서 여러 번 반복하면 양쪽 가슴의 크기가 같아집니다.

4

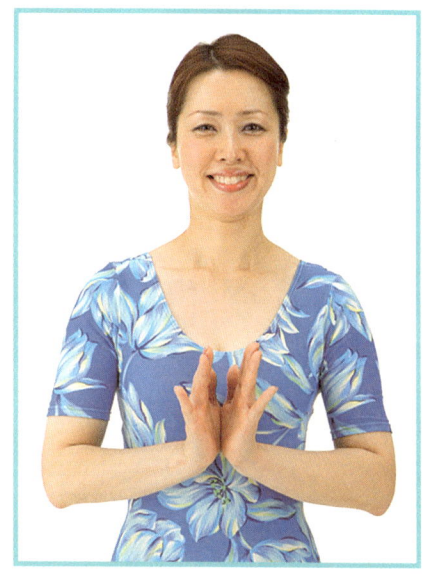

처음 시작한 위치로 돌아옵니다. 그리고 마찬가지로 숨을 내쉬며 8초간 반복합니다. 1에서 4까지가 1세트입니다. 하루에 몇 번을 해도 상관없습니다.

아름다운 가슴을 만드는 스트레칭 ②
지방을 풀어서 이동시킨다

위 팔뚝과 겨드랑이의 군살을 주물러 부드럽게 풀어준 다음 가슴 쪽으로 끌어모읍니다. 겨드랑이 아래의 림프절 마사지 효과도 있습니다.

1

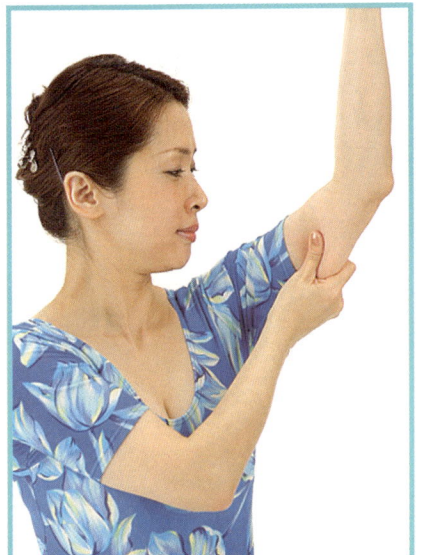

가슴에 살을 이동시키기 위해 주변에 있는 지방을 주물러서 부드럽게 풀어줍니다. 우선 왼쪽 위 팔뚝의 살을 오른손으로 꽉 쥐고 지방이 잘게 풀리는 모습을 떠올리며 정성껏 주물러주세요.

2

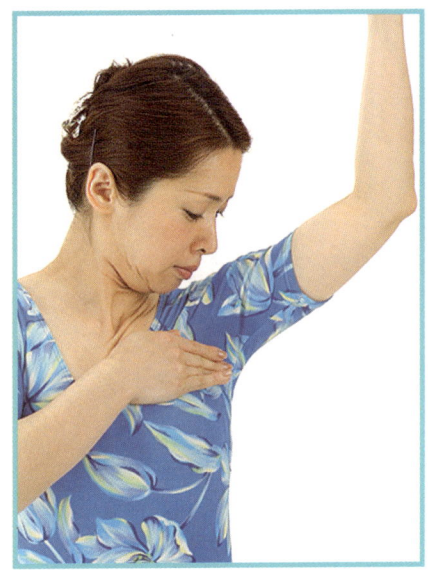

지방이 부드러워졌으면 남는 지방을 손바닥으로 이동시킨다는 생각을 하며 가슴으로 모아줍니다. 림프가 흐르는 겨드랑이를 자극하면 더욱 효과적입니다.

Point!

겨드랑이를 자극해서 쌓인 노폐물과 독소를 림프액에 흘려보내는 효과도 있습니다.

3

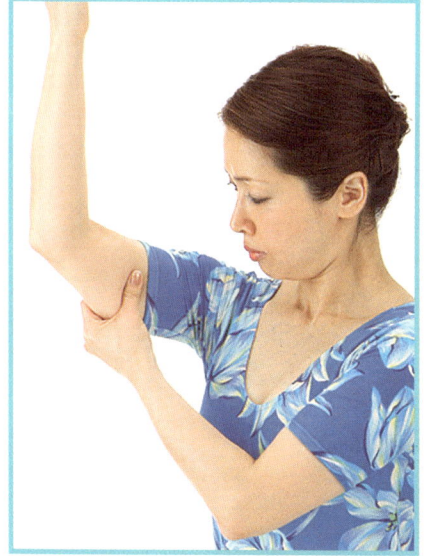

다음은 오른쪽 위 팔뚝의 살을 왼손으로 꽉 쥐고 주물러서 잘게 풀어줍니다.

4

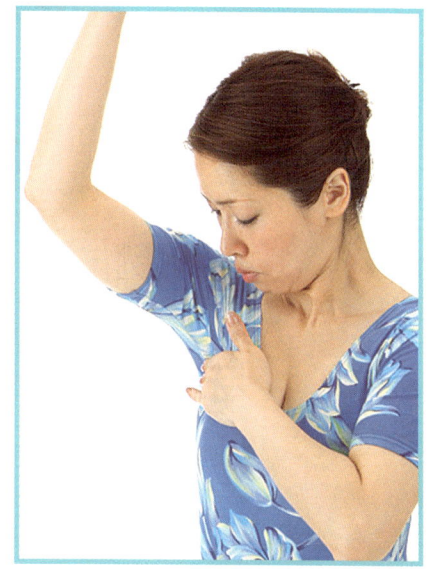

오른쪽도 왼쪽과 마찬가지로 위 팔뚝에서 겨드랑이를 거쳐 가슴으로 끌어모은다는 이미지를 떠올리며 살을 이동시킵니다.

아름다운 가슴을 만드는 스트레칭 ③
여성 호르몬을 활성화시킨다

다리 안쪽에는 여성 호르몬의 분비를 촉진시키는 경혈이 많이 모여 있습니다.
아래에서 위로 경혈을 자극하며 마사지해보세요.
다리 전체를 마사지하면 덤으로 다리가 가늘고 매끈해집니다.

1

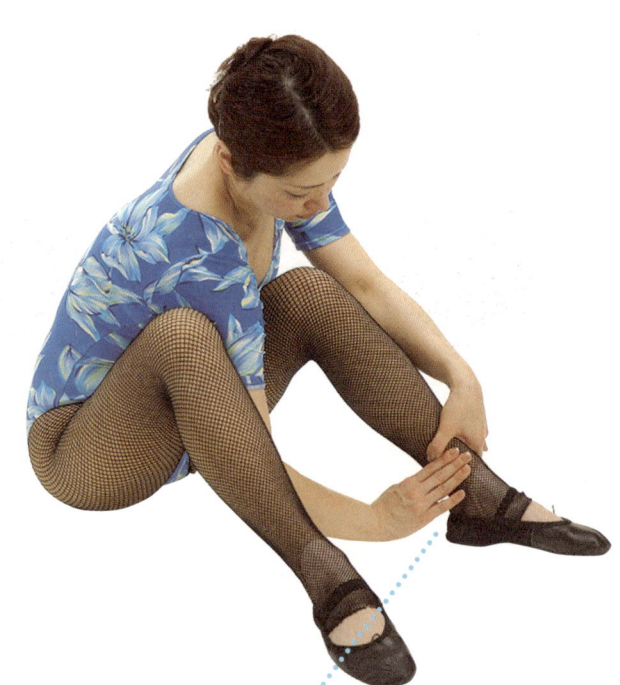

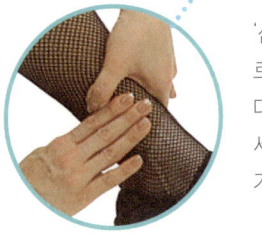

삼음교 三陰交
다리 안쪽의 복사뼈에서 위로 손가락 세 개를 댄 곳

'삼음교'는 생식 기능에 효과를 발휘하여 여성 호르몬을 활성화시키는 경혈입니다. 위치는 왼쪽 확대 사진처럼 다리 안쪽의 복사뼈에서 위로 손가락 세 개를 댄 곳에 있습니다. 엄지손가락으로 눌러 기분 좋은 통증이 느껴지는 곳이 경혈입니다.

Point!

무릎 위에서 허벅지까지 마사지하면 다리가 날씬해지는 효과도 기대할 수 있습니다.

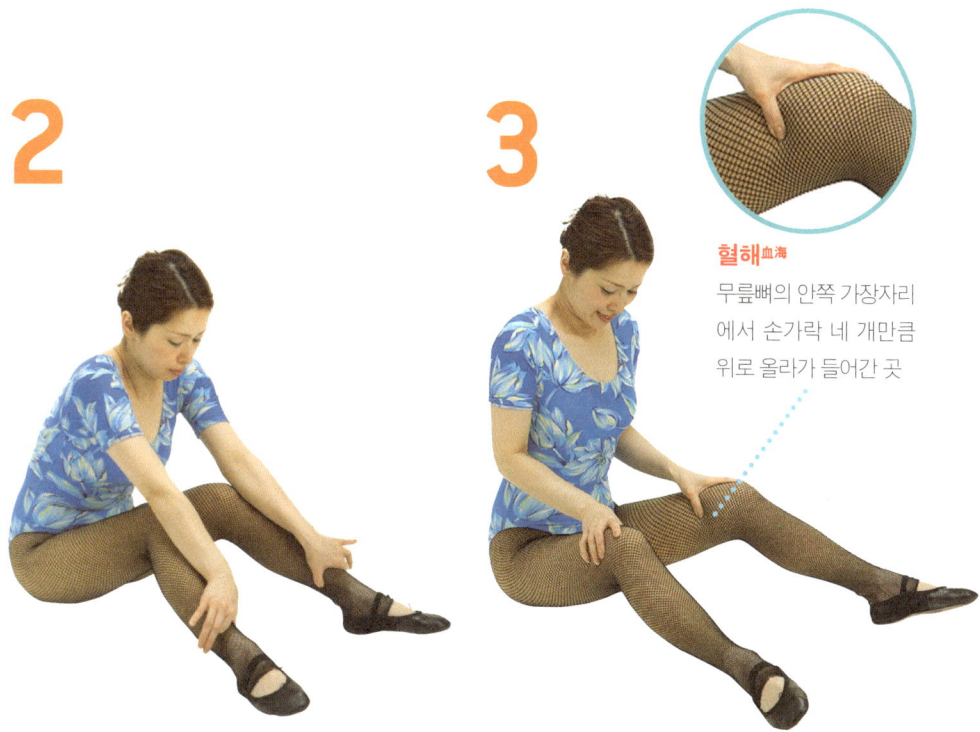

혈해 血海
무릎뼈의 안쪽 가장자리에서 손가락 네 개만큼 위로 올라가 들어간 곳

2

그림과 같이 엄지손가락으로 삼음교를 누르고 집게손가락으로는 발목을 눌러 자극을 줍니다. 식욕부진이나 과다 섭취를 하는 사람도 정상적인 식욕을 되찾을 수 있습니다. 천천히 숨을 내쉬면서 자신이 시원하게 느끼는 강도로 5, 6회 눌러줍니다.

3

다음에는 혈액의 흐름을 촉진하여 여성 호르몬의 분비를 원활하게 하는 '혈해'를 자극해보겠습니다. 위치는 무릎뼈 안쪽 가장자리에서 손가락 네 개만큼 위로 올라가 들어간 곳입니다. 누르면 통증이 느껴집니다. 숨을 천천히 내쉬며 이 경혈을 양쪽 엄지손가락으로 5, 6회 누릅니다.

아름다운 가슴을 만드는 스트레칭 ④
가슴의 모양을 만든다

지방 속에도 여성 호르몬이 많이 포함되어 있습니다.
가슴을 자극하여 여성호르몬을 활성화시킵시다.
아름다운 가슴 모양을 머릿속에 떠올리며 해보세요.

1

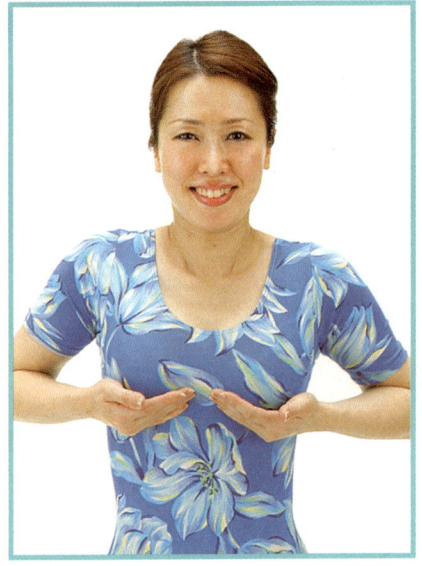

아래에서 감싸듯이 양손을 가슴에 댑니다. 목욕할 때나 그 외 긴장이 풀린 상태에서 하면 더욱 효과적입니다. 따뜻한 물속에 몸을 담근 상태에서 하면 부력 때문에 아름다운 가슴 모양을 만들기 쉽습니다.

2

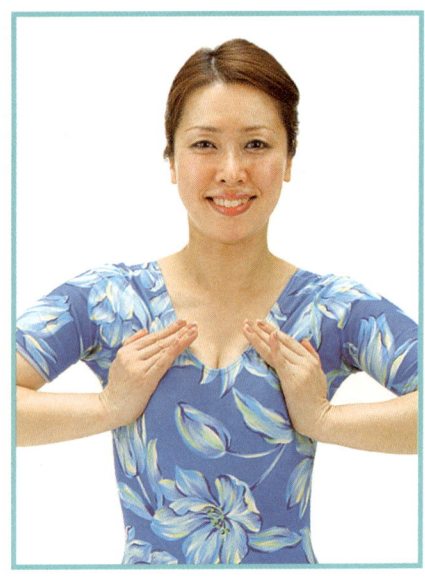

아래에서 위로, 바깥쪽에서 안쪽으로 모양을 다듬듯이 천천히 마사지합니다. 너무 세게 하지 말고 부드럽게 하세요. 그렇지 않으면 지방의 모양을 만드는 섬유가 망가집니다.

Point! 진심을 담아 "아름다운 가슴이네"라고 말하면서 해보세요.

아름다운 가슴을 만드는 스트레칭 ⑤

탄력 있는 목과 가슴 라인 만들기

목에서 가슴에 이르는 라인도 아름답게 만들어봅시다.
얼굴의 표정근과 가슴 근육은 서로 연결되어 있어서
이 부위의 근육을 단련하면 얼굴의 혈액순환도 좋아집니다.

3

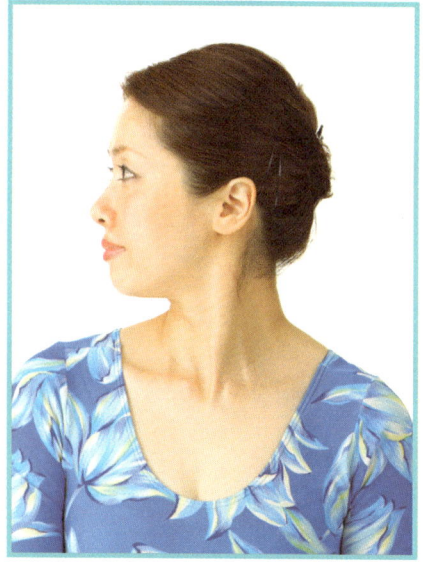

등을 똑바로 펴고 의자에 앉습니다. 천천히 호흡하면서 정면에서 옆으로 90도까지 얼굴을 돌리며 10초를 셉니다.

4

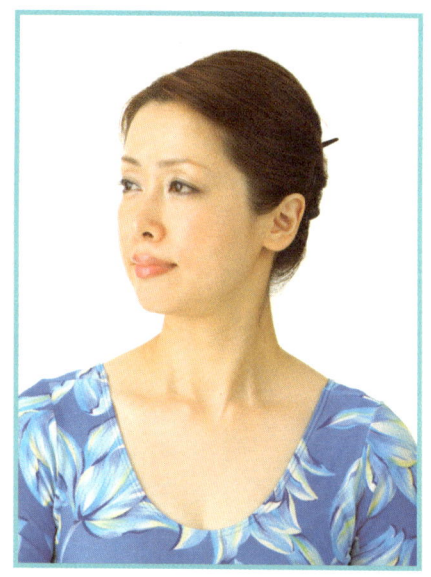

90도까지 완전히 돌렸으면 5초간 그대로 정지합니다. 다시 천천히 10초를 세면서 정면으로 얼굴을 되돌립니다. 이것을 좌우 3회 반복해서 1세트입니다.

Point! 근육이 충분히 늘어나도록 천천히 세어야 합니다.

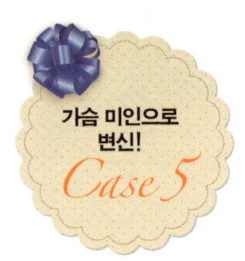

가슴이 풍만해지고
동시에 솔직함의 중요성을 깨닫다

하마 요코(35세)

28세 때 요시마루 선생님의 강연회를 듣기 전까지 아름다운 몸매란 그저 말라야 한다고 생각했습니다. 선생님은 강연에서 주로 자신을 사랑하는 것의 소중함에 대해 말씀하셨는데 그 말에 무척 충격받았던 일이 기억납니다. 그때까지 저는 자신을 전혀 좋아하지 않았기 때문입니다. 학창 시절에는 수업을 빼먹는 일이 많았고 믿을 만한 사람도 몇 명 되지 않았습니다. 또 저를 사랑하는 사람은 아무도 없으며 자신을 쓸모없는 인간이라고 생각했습니다.

그랬던 제가 요시마루 선생님의 강연을 듣고, 자신을 사랑하는 일 그것은 우선 자신의 몸을 소중하게 여기는 데에서부터 시작한다는 것을 배우게 되었습니다. 동시에 단지 마르면 좋은 몸매라는 생각도 바뀌게 되었지요.

가슴을 예로 들면 저는 수유를 마친 후 A컵 정도로 납작해져 있었습니다. 하지만 '말랐으니까 괜찮아'라고 넘겨버렸습니다. 아이에게 젖을 먹이는 동안엔 작은 수박만한 70H였던 가슴이 옛 모습을 찾아볼 수 없을 정도로 쪼그라들었는데 말이죠…….

저는 제 기분에 더 솔직해지기로 마음먹고 풍만한 가슴을 되찾겠다고 결심했습니다. 먼저 굽은 등을 펴기 위해 자세를 철저하게 교정하고 여

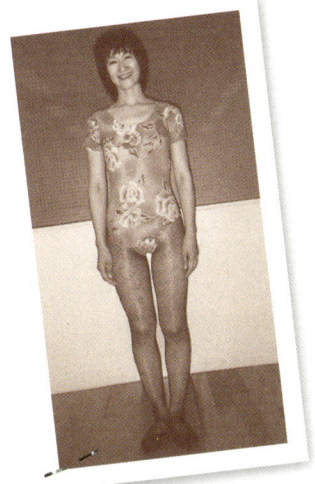

Before (레슨 전)

성 호르몬을 활성화하는 경혈 마사지와 지방을 브래지어에 넣는 레슨을 실천하자 2~3개월 만에 D컵까지 풍만해졌습니다. 그 뒤에는 허리에 남는 지방을 가슴으로 이동시켰더니 6개월 뒤에는 70F까지 볼륨을 되찾을 수 있었습니다. 게다가 허리까지 잘록해졌지요.

그리고 자신의 기분에 솔직해지면 무언가 얻는다는 사실을 알게 되었습니다. 그 덕분인지 참 신기하게도 모든 일을 순수하게 바라볼 수 있게 되었지요. 그전까지는 비뚤어진 성격 탓인지 친구도 별로 없었는데 지금 제 주위에는 좋은 사람들이 아주 많습니다. 있는 그대로 받아들이는 마음이 싹트자 주변 사람들의 개성과 장점이 보이게 된 것입니다.

또 위통, 두통, 여드름, 생리통이 끊이지 않는 허약체질이었던 제가 거짓말처럼 건강해졌습니다. 몸과 마음이 모두 건강해진 지금은 하루하루를 웃는 얼굴로 보내고 있습니다.

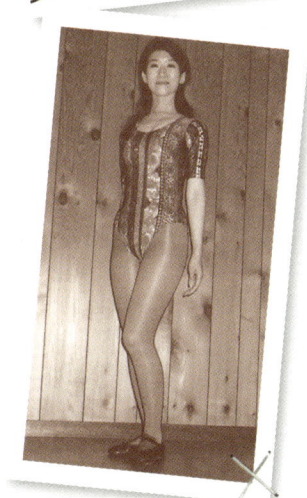

After (레슨 후)

위는 2005년의 사진이다. 가슴을 만들 때는 마릴린 먼로의 이미지를 떠올리며 레슨을 지속했다. 그 결과 아래 사진처럼 탄력 있는 몸매로 변신했고 이전보다 "젊어 보인다"라는 말을 자주 듣게 되었다.

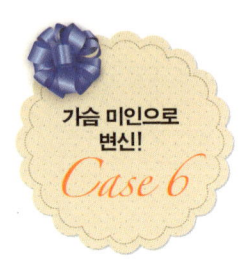

빈약한 가슴과 하체 비만이 해결되고
E컵 글래머로 변신

도요타 에이코(37세)

과거의 저는 하체에 살이 찌고 허벅지가 두꺼워서 몸매에 자신이 없었습니다. 그리고 하체에 비해 빈약한 가슴도 콤플렉스의 하나였지요. 게다가 출산과 수유를 마치고 나니 가슴은 더욱 작아지고 처져서 점점 볼품없는 몸매로 변해갔습니다……. 아무 생각 없이 거울을 보다가 쪼그라들어 처진 가슴을 발견한 순간, 충격을 받아 그 자리에 굳어버렸지요.

어느 날, 모임에서 같은 동네에 사는 아주머니가 제 가슴을 만져보더니 "없네"라고 말하지 뭡니까. 술자리에서의 농담이라고는 하지만 적잖이 상처를 받았지요. 콤플렉스가 더욱 깊어진 저는 잡지에서 본 바스트 업 체조를 해보기도 했지만 효과가 없어서 어찌할 바를 모르고 있었습니다.

또 가슴 외에도 큰 고민이 있었습니다. 제왕절개로 출산을 했기 때문에 약간만 무리해도 배와 허리가 아팠습니다. 집안일을 하기에도 지장이 있을 정도였지요. 한 달에 두 번씩 침을 맞으러 다니며 '다른 좋은 치료가 없을까' 하고 방법을 찾고 있을 때 요시마루 선생님이 지도하는 1일 체험 레슨을 알게 되었습니다.

2005년 10월이었습니다. 처음에는 요통을 치료할 목적으로 레슨에 참가했지만 레슨에서 배운 스트레칭을 했더니 몸이 풀리고 손발의 부기가 빠졌습니다. 그래서 '이건 정말 대단한데!' 라고 생각하며 매일 반복했습니다.

바스트 업 효과가 있는 가슴 근육 스트레칭도 지속적으로 했더니 사흘째 되는 날에는 그 효과인지 통증까지 느껴질 정도였습니다. 레슨에서 배운 대로 내가 되고 싶은 이미지를 머릿속에 확실히 심기 위해 눈에 띄는 곳에 이상적인 가슴 사진을 붙여두었습니다. 그리고 "이게 내 가슴이야"라고 소리 내어 말하면서 이미지 트레이닝을 했지요. 그러자 매일 조금씩 변화가 나타나 아침에 일어나는 것이 즐거워졌습니다.

실제로 처음에는 75A였던 가슴이 한 달 뒤에는 70B로 커지고 늘 신경 쓰이던 하체는 오히려 "막대 같네요"라는 말을 들을 정도로 가늘어졌습니다. 하체 비만이 해소되고 서서히 가슴과 엉덩이가 풍만해져서 얼마나 기뻤는지 모릅니다. 일 년 뒤에는 가슴이 65E까지 풍만해졌습니다.

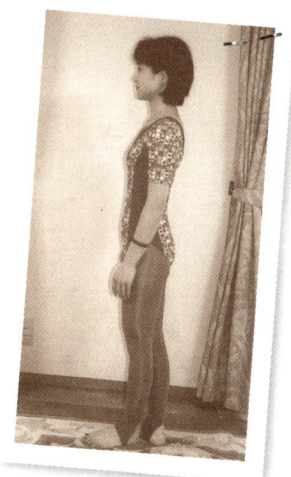

Before(레슨 전)

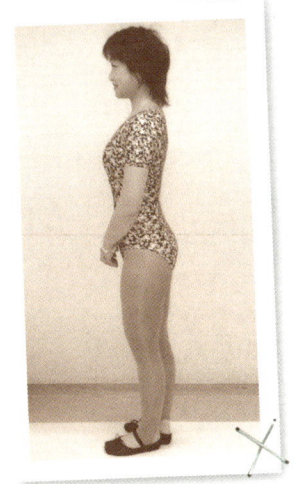

After(레슨 후)

위는 레슨을 시작하고 나서 4개월 뒤의 사진이다. 하체가 상당히 가늘어져서 오히려 "막대기 같아"라는 말을 들었을 무렵이다. 아래는 1년 반 뒤의 사진이다. 가슴과 엉덩이에 볼륨이 생기고 눈에 띄게 탄력 있는 몸매가 되었다. 가슴은 75A에서 65E가 되었고 엉덩이도 올라갔다.

웃는 얼굴로 사람들을 접하고 싶어서 부서 이동을 희망

가슴이 커져가는 과정은 마치 성장기로 돌아간 듯한 느낌이 들어 기분까지 젊어지는 것 같았습니다. 즐거운 변화는 그뿐만이 아닙니다. 지병이었던 요통까지 나은 것입니다.

친구도 "만날 때마다 가슴이 커지네!"라며 놀랐습니다. 태어나서 처음으로 사람들의 시선이 가슴으로 향하는 경험도 했습니다. 마주보고 이야기를 하다 보면 어느 샌가 상대의 시선이 가슴으로 옮겨가 있었지요.

남편은 평소 말수가 적은 편인데 얼마 전에는 저를 꼭 껴안으며 "힘내"라고 격려해주었습니다. 아이가 중학생이 되면서 이제 부부 사이는 '엄마, 아빠'라는 역할로 굳어버렸다고 생각했던 터라 조금은 기뻤습니다.

그 밖에도 변화는 직업에도 좋은 영향을 미쳤습니다. 호텔 조리실에서 일했던 저는 웃는 얼굴로 사람들을 접하는 일을 해보고 싶어 큰 마음먹고 접객 파트로 이동을 희망하는 서류를 제출했습니다. 예전의 저로서는 상상할 수 없는 행동이었습니다. 그리고 아침 식사의 접객 스태프로 일하게 된 뒤부터 손님들에게서 "또 올게요"라는 말을 많이 듣게 되었습니다. 고객 만족도 설문조사에서도 "도요타 씨의 웃는 얼굴이 인상적이었다"라는 평가를 받았습니다.

몸이 변하면 마음가짐까지 변합니다. 몸과 마음은 밀접하게 연결돼 있다는 것을 경험으로 실감합니다. 지금까지 포기했던 일들은 스스로 안 된다고 생각한 탓이며 마음먹기에 따라 얼마든지 달라질 수 있다는 것을 알게 되었지요. 지금은 자신의 가능성을 믿으며 살고 있습니다.

뇌를 속이면 가슴을 키울 수 있다!

법칙1   계속해서 이상적인 자기 모습을 이미지하면 반드시 바뀐다!

법칙2   마음→뇌→몸의 이미지 사이클을 만들어낸다.

법칙3   마이너스 사고는 마이너스의 현실을 끌어온다!

법칙4   과거의 자신은 머릿속에서 없애버리자.

법칙5   '이상적인 모습이 되면 무엇을 할까'를 그려본다.

법칙6   뇌를 사용한 자기개혁은 변화를 만들고 자신감을 심어준다.

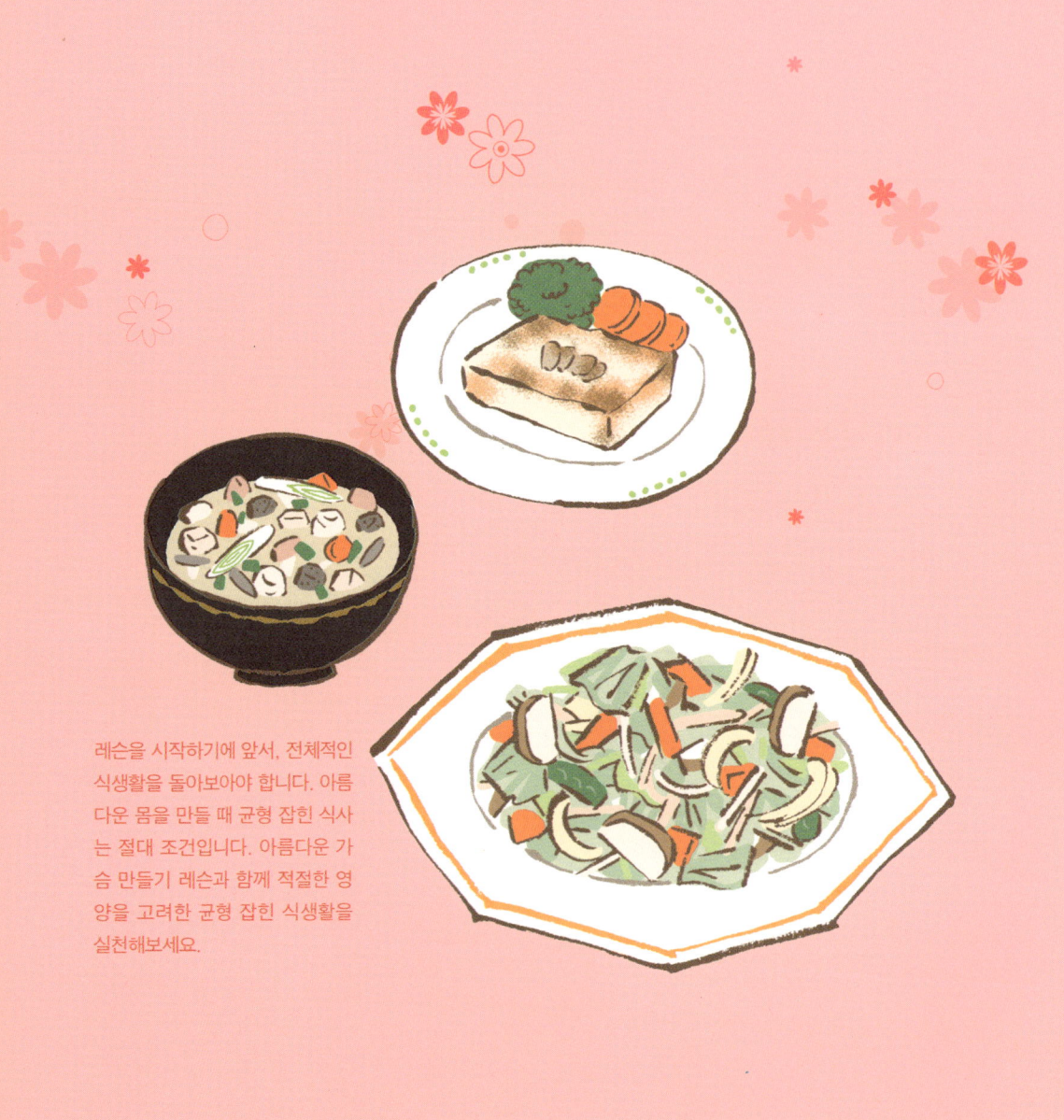

레슨을 시작하기에 앞서, 전체적인 식생활을 돌아보아야 합니다. 아름다운 몸을 만들 때 균형 잡힌 식사는 절대 조건입니다. 아름다운 가슴 만들기 레슨과 함께 적절한 영양을 고려한 균형 잡힌 식생활을 실천해보세요.

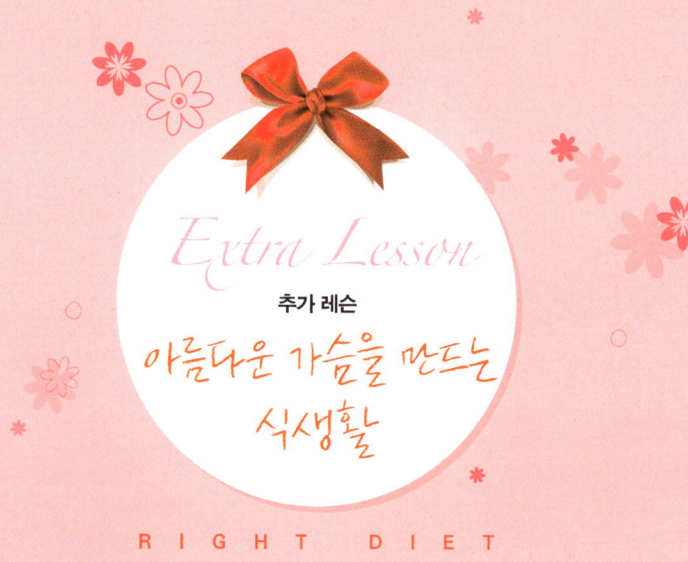

Extra Lesson
추가 레슨
아름다운 가슴을 만드는 식생활

RIGHT DIET

몸을 만드는 기본,
식생활을 개선한다

앞에서 세 가지 레슨을 배운 여러분을 위해 아름다운 가슴을 만드는 중요한 힌트를 하나 더 알려드리겠습니다.

바로 매일매일 빼놓을 수 없는 식사입니다. 음식은 몸을 만드는 기본입니다. 식생활은 여러분의 스타일에 직접 반영돼 나타나게 마련입니다.

어떤 음식을 즐겨 먹는지는 체형을 보면 알 수 있습니다. 약간 살이 찐 사람은 '설탕 타입'이나 '곡류 타입' 중 하나에 해당합니다.

만져보면 살이 말랑말랑한 사람, 이런 사람은 과자나 단 음식을 자주 먹습니다. 요리도 달게 간을 한 음식을 좋아합니다. 이런 사람은 혹시 얼굴 피부가 처져서 고민이지 않나요?

또 단 음식은 좋아하지 않지만 단단하고 다부지게 살이 찐 사람이 있습니다. 이런 사람들은 보통 면 종류나 빵 또는 밥 등의 곡류를 좋아합니다. 표준 몸무게에서 10~20킬로그램 이상 더 나가는 사람은 과자도 밥도 잘 먹는 타입입니다.

아름다운 가슴 만들기 레슨을 시작하기에 앞서, 전체적인 식생활을 돌아보아야 합니다. 아름다운 몸을 만들 때 균형 잡힌 식사는 절대 조건입니다. 아름다운 가슴 만들기 레슨과 함께 적절한 영양을 고려한 균형 잡힌 식생활을 생각해보세요.

Extra Lesson
추가 레슨

비만은 몸이 보내는 메시지

비만은 "열량을 너무 많이 섭취하고 있어요"라고 몸이 보내는 메시지입니다. 살이 찌면 식습관에 문제가 없는지 운동 부족은 아닌지 생활을 돌아보도록 합시다. 만약 지금까지 먹어온 음식의 균형에 문제가 없다면 먹는 양을 조금씩 줄여보세요. 한꺼번에 양을 줄이려면 힘들지만 조금씩 줄여 가면 그다지 어렵지 않습니다.

사람이 배가 고프다고 느끼는 것은 혈당치가 떨어졌기 때문입니다. 하지만 먹지 않아도 살이 찐다는 사람들이 있습니다. 표준 체중을 넘는 사람은 식사를 하지 않아도 몸속에 지방이라는 에너지가 비축되어 있습니다. 그러니 먹고 싶을 때 두 시간만 참아보세요. 그 사이에 배고픔을 느끼지 않게 될 것입니다. 그것은 몸에 비축된 양분이 에너지로 변환하기 때문입니다. 지방이 연소되고 있다는 증거이지요.

먹고 싶은 것을 무리하게 참으면 스트레스를 받고 요요현상이 일어날 가능성이 커집니다만 살이 찐 사람은 기본적으로 그 이상 열량을 섭취할 필요가 없습니다.

그래도 배고픔을 참지 못하겠다는 사람은 늘 뭔가 입에 넣어야 하는 습관이 배 있는지도 모릅니다. 그럴 때 먹으면 좋은 요리를 소개하겠습니다. 이 요리들은 간단하게 만들 수 있고 건강에도 좋습니다. 다이어트를 하는 분만이 아니라 표준 체중인 분들도 꼭 만들어 드셔보세요.

채소와 단백질 식품을
거르지 않는다

익힌 채소는 섬유질이 많고 열량이 적을 뿐 아니라 포만감을 주기 때문에 좋습니다. 또 감자나 고구마 종류에는 탄수화물이 많이 들어 있지만 에너지를 만들어내는 근원이며, 많이 먹고 싶다고 넘치게 먹을 수 있는 음식도 아닙니다. 배가 고플 때 감자나 고구마를 쪄서 먹으면 포만감을 느낄 수 있습니다.

땅 속에서 자라는 근채류(감자, 당근, 무 등)도 추천합니다. 근채류는 몸을 따뜻하게 하는 효과가 있으며 신진대사를 원활하게 하기 때문에 다이어트 효과를 기대할 수 있습니다. 더욱이 섬유질이 많아서 변비에도 좋습니다.

다이어트 중이라며 채소 샐러드만 먹는 사람이 있습니다만 그건 큰 잘못입니다. 익히지 않은 채소는 그다지 많이 먹을 수 없기 때문에 수분만 잔뜩 섭취하고 영양은 섭취하지 못하는 경우가 많습니다. 게다가 몸이 찬 여성에게는 부정적인 효과가 있습니다. 그러니 채소를 먹을 때는 꼭 익혀 먹도록 하세요. 익히면 양껏 많이 먹을 수 있습니다. 요즘 채소는 섬유질이 예전에 비해 줄어들어서 많이 먹을 필요가 있습니다. 익히지 않은 채소는 몸을 차게 하고 섬유질도 많이 섭취할 수 없어서 '미용식'인 듯하지만 사실은 아니라는 점을 명심하세요.

그리고 채소를 먹을 때는 양질의 단백질을 함께 섭취하도록 주의하세

Extra Lesson
추가 레슨

요. 단백질은 지방 연소에 필수불가결한 요소이며 대사 작용을 원활하게 돕고 쉽게 포만감을 얻을 수 있기 때문입니다.

단백질원으로는 달걀과 두부가 좋습니다. 고기나 생선에서 단백질을 섭취한다면 기름기가 적은 부위를 고릅니다. 기름기가 많은 부위는 감칠맛이 나지만 그런 부위를 자주 먹으면 몸 안에 점점 지방이 쌓이겠지요……. 열량이 적은 붉은 살을 먹도록 해서 지방이 축적되기 어려운 몸으로 만들어봅시다.

날씬한 몸매를 만드는
푸짐한 된장국

감자, 채소 등을 듬뿍 넣은 푸짐한 된장국을 만들어봅시다. 된장국은 정장整腸(장을 깨끗하게 함-옮긴이) 작용을 하며 다이어트에도 효과적입니다. 무, 당근, 감자, 고구마 등을 많이 먹으면 변비가 개선되고 살이 찌지 않습니다. 더구나 된장은 그 자체로 몸에 좋은 식품입니다.

   요리를 한 상 제대로 차리려면 큰일이지만 채소를 듬뿍 넣은 된장국이라면 어떨까요, 간단하겠죠? 냉장고에 있는 제철 채소를 이것저것 넣기만 하면 푸짐한 된장국을 배불리 먹을 수 있습니다.

   저도 체중조절을 좀 해야겠다는 생각이 들면 된장국을 푸짐하게 끓여서 먹습니다. 주의할 점은 된장을 너무 많이 풀지 말 것. 가능하면 국물은 멸치나 가쓰오부시 등 자연 재료를 사용하세요. 국물을 낸 멸치나 가쓰오부시에는 칼슘이 함유되어 있으니 건져내지 말고 그대로 먹으면 더욱 좋습니다.

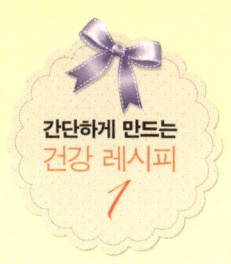

Extra Lesson

추가 레슨

제철 채소를 뭐든지 넣어서 푸짐하게
근채류 된장국

재료(4인분)

고구마······1개
무······8cm(200g)
당근······1개
우엉······1개
연근······작은 것 1개

파······한 뿌리
멸치······10~15마리
물······5컵(1ℓ)
된장······5큰술

1인분 216 kcal

※채소는 뭐든지 좋습니다. 계절에 따라 제철 채소를 사용해주세요.

만드는 법

1. 채소는 각각 먹기 좋은 크기로 자른다. 우엉은 가늘게 깎고 연근은 한입에 들어갈 수 있는 크기로 동그랗게 자른 뒤 식초 물에 담가 불순물을 제거한다(물 3컵에 식초 1작은술).

2. 멸치는 가볍게 헹궈 머리를 떼고 손톱으로 등을 갈라 내장을 빼낸다. 그리고 냄비에 물과 다듬은 멸치를 넣는다.

3. 2번의 국물에 썰어놓은 채소를 넣고 불순물을 제거하면서 10분 정도 끓인다. 재료가 익으면 불을 줄이고 된장을 풀어서 넣는다.

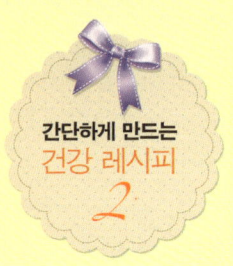

간단하게 만드는 건강 레시피 2

반찬 없이도 먹을 수 있는 영양 만점의 국

맑은 장국

재료(4인분)

닭다리 살(껍질 벗긴 것)……100g
무……4cm(100g)
당근……1/2개
토란……4개
파……반 뿌리
우엉……1/2개
곤약……1/2개

참기름……1작은술
물……4컵(800ml)
가쓰오부시……40g
두부……1/2개
술……3큰술
간장……2큰술
소금……약간

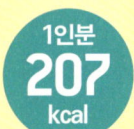

1인분 207 kcal

만드는 법

1. 닭다리 살은 한입 크기로 자르고 무, 당근, 토란, 파는 먹기 좋은 크기로 자른다. 우엉은 가늘게 잘라 식초 물에 담가둔다. 곤약은 한입 크기로 잘라 살짝 데친다.

2. 냄비에 참기름을 두르고 닭다리 살을 볶는다. 고기의 색이 변하기 시작하면 무, 당근, 토란, 파, 우엉, 곤약을 넣고 함께 볶는다.

3. 물을 붓고 끓으면 가쓰오부시 40g을 넣고 바로 불을 끈다. 가쓰오부시는 그대로 먹는다. 가쓰오부시를 잘 못 먹는다면 냄비에 가볍게 볶은 뒤 비닐봉지에 넣어 주물러서 가루로 만들어두면 사용하기 편하다.

4. 약한 불에서 5분 정도 끓인다. 재료가 익으면 손으로 두부를 떼어 넣고 술, 간장, 소금으로 간을 한 다음 끓어오르기 직전에 불을 끈다.

Extra Lesson

추가 레슨

항상 냉장고에 있는
채소와 두부, 곤약을 활용한다

된장국이나 끓인 음식에 질렸다면 몸에 지방이 덜 쌓이는 건강 오일로 채소 볶음을 만들어봅시다.

피망, 당근, 양배추 등 일반 가정에 항상 준비되어 있는 채소로 충분합니다. 여기에 단백질을 보충하기 위해 어묵이나 맛살 등을 넣으면 맛이 진해지고 포만감을 느낄 수 있습니다. 그래도 뭔가 부족한 느낌이 들 때는 달걀을 추가하면 영양분을 더 섭취할 수 있습니다.

요리를 할 때는 감자 종류나 양파 등 오래 보관할 수 있는 채소를 적극적으로 활용합시다.

제 경우에는 이렇게 항상 준비되어 있는 채소에 신선한 두부나 생선을 추가할 때가 많습니다. 곤약은 장을 깨끗하게 해주고 열량이 낮으며 어떻게 간을 하느냐에 따라 다양한 맛을 즐길 수 있어서 좋아합니다.

비타민, 섬유질, 단백질 등 영양의 균형을 생각하며 반복해서 장을 보다 보면 자연스레 그런 습관이 몸에 뱁니다. 외식이 잦은 사람은 특히나 집에서 식사할 때만이라도 영양 면에서 균형 잡힌 식단이 되도록 신경 씁시다.

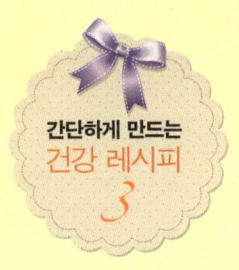

뚝딱 볶아서 즐기는 본격 중화요리의 맛

아삭아삭 채소 볶음

재료(4인분)

양배추……1/4통
생강……1개
어묵……100g
당근……1/2개
양파……1/2개
피망……4개

콩나물……200g
건강 오일……1큰술
양념 A (설탕, 간장, 소금, 굴 소스 각 1작은술)
후추, 참기름……약간

1인분 122 kcal

만드는 법

1. 양배추는 2cm 크기로 잘라서 소금(1작은술)에 절여둔다. 양념 A는 미리 만들어둔다. 생강은 잘게 다지고 어묵은 5mm 두께로 썬다. 당근, 양파, 피망은 가늘게 채 썬다.

2. 프라이팬을 중간 불에서 달구고 오일을 두른 뒤, 생강을 넣고 생강 향이 날 때까지 볶는다. 채소는 당근, 양파, 피망 순으로 색이 변할 때까지 볶는다.

3. 채소가 익기 시작하면 양배추, 어묵, 콩나물을 넣고 강한 불에서 약 30초 정도 볶는다. 불을 끄고 양념 A를 골고루 뿌린 후 30초 정도 볶는다. 마지막으로 후추, 참기름을 넣어 향을 낸다.

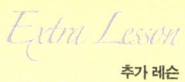

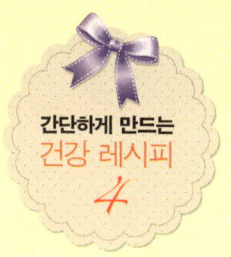

담백한 두부가 메인 요리로 변신
두부 갈릭 스테이크

재료(2인분)
부침용 두부 ······ 1개
당근 ······ 1/2개
브로콜리 ······ 1/2개
얇게 썬 마늘 ······ 한 쪽
올리브유 ······ 2큰술
술 ······ 1큰술
미림 ······ 1큰술
간장 ······ 1큰술
소금, 후추 ······ 약간

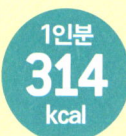

1인분 **314** kcal

만드는 법

1. 두부는 가로로 이등분하고 물기를 뺀다.
2. 당근은 껍질을 벗기고 1cm 두께로 자른다. 브로콜리는 작게 잘라 랩을 씌워 전자레인지(500W)에서 약 5분간 가열한다.
3. 프라이팬에 마늘과 올리브유를 넣고 약한 불에서 익히다가 향이 나면 두부를 넣는다. 두부는 중간 불에서 양쪽 면이 노릇노릇해질 때까지 익힌 다음 술과 미림, 간장을 넣어 조린다.
4. 접시에 담고 채소를 곁들인다. 취향에 따라 소금과 후추를 뿌린다.

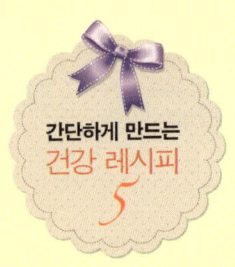

간단하게 만드는 건강 레시피 5

맛있고 장도 깨끗하게 해주는 요리
매콤한 곤약 조림

재료(2인분)

곤약……1개
참기름……1작은술
간장……1큰술
미림……1큰술
두반장……1작은술
물……1컵(200ml)

시치미토가라시七味唐辛子(고춧가루, 후춧가루, 검은깨, 산초, 겨자, 대마 씨, 진피 등 일곱 가지 향신료를 섞어 만든 것—옮긴이)……적당량

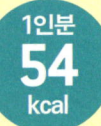

만드는 법

1. 곤약은 한입 크기로 잘라 살짝 삶아서 냄새를 제거한다.
2. 냄비에 기름을 두르지 않고 곤약을 볶다가 이어서 참기름을 넣어 볶는다.
3. 2번에 간장, 미림, 두반장, 물을 넣고 약한 불로 익힌다. 중간에 섞어가며 국물이 없어질 때까지 졸인 다음 그릇에 담는다. 취향에 따라 먹기 직전 시치미토가라시를 뿌린다.

아름다움은 유전보다 매일매일 생활의 결과!

아름다움을 끌어오는 효과 만점의 습관

습관1   하루 한 번, 전신을 거울에 비춰보고 만지고 체크한다.

습관2   행복한 자신을 떠올리면서 자신을 갈고 닦기를 즐긴다.

습관3   일상생활 하나하나가 아름다워지기 위한 활동임을 의식한다.

습관4   바로 눈에 띄는 곳에 동경하는 이의 사진을 붙여둔다.

습관5   멋진 사람들 속으로 들어가고, 부정적인 사람들과 어울리지 않는다.

습관6   입버릇처럼 "예쁘네", "귀엽네"를 연발하고 자신과 주변사람을 칭찬한다.

습관7   옷은 사이즈가 아니라 내가 입고 싶은지의 여부로 선택한다.

| 마치면서 |

제가 제 아이들과 후배들에게 전하고 싶은 것은 바로 '몇 살이 되든 인생은 즐겁다'라는 사실입니다. 이 메시지는 말이 아니라 직접 보여줄 수밖에 없는 것이라고 생각합니다.

저는 현재 58세이지만 30대로 보는 분들이 많습니다. 제 마음속에 젊음과 아름다움에 대한 집착이 있는 것은 확실합니다. 하지만 저는 결코 나이 들기를 두려워하지 않습니다. 오히려 나이 드는 것이 즐겁기까지 합니다. 사람은 아무리 나이가 들어도 변할 수 있고 계속 성장할 수 있기 때문입니다.

'나이가 들다'를 '늙는다'와 같은 뜻으로 받아들이기 쉽지만 그것은 잘못된 생각입니다. 인간의 세포는 매일 죽고 새로 태어납니다. 그렇게 해서 1년이 지나면 몸의 모든 세포가 완전히 새롭게 바뀝니다. 나이가 든다는 것은 자신을 구성하는 세포가 새롭게 태어나고 새로운 성장의 기회를 얻을 수 있다는 뜻이기도 합니다.

저는 나이가 들어도 더욱 아름답게 성장하기 바라며 몸과 마음을 갈고 닦는 데 더욱 힘쓰고 싶습니다. 이렇게 생각한다면 나이 드는 일이 즐겁게 느껴지지 않을까요?

'아름다운 가슴 만들기 레슨'은 변화를 실감할 수 있다는 측면에서도 추천하고 싶습니다. 우선 이 책의 레슨을 한 달 정도 지속해보세요.

한 달이 지났다면 등과 겨드랑이의 군살이 빠지고 라인이 매끈해져 있을 것입니다. 브래지어로 풍만하게 다듬어진 가슴에 어느새 탄력이 느껴지지 않나요? 그리고 거울을 보며 자세를 살펴보세요. 의식하지 않았는데도 아름답게 변해 있지 않나요?

무엇보다 가슴이 풍만해지면 기분까지 상쾌해집니다. 기분이 좋아지면 자연히 자세도 반듯해집니다. 그러면 근육에 탄력이 생기고 처졌던 가슴이 올라가는 상승효과가 나타납니다.

그러나 성과는 가슴에 그치지 않습니다. 상체의 군살이 빠지고 위 팔뚝과 등, 배에 탄력이 생겼을 것입니다. 또 '아름다운 가슴을 만드는 스트레칭' 메뉴에 있는 다리 마사지를 반복하는 사이에 다리 선까지 변화한 사실을 깨닫지 않았나요?

아름답게 변한 여러분은 본래의 자신을 되찾고 얼굴에는 생기가 넘치겠지요. 콤플렉스에서 벗어나 주위 사람들에게도 친절하게 대할 수 있게 되었을 것입니다.

이렇게 말할 수 있는 건 제 자신이 그런 길을 걸어왔기 때문입니다. 지금의 저는 청중 앞에서 강연을 하고 수강생들에게 미용법을 지도하고 있지만, 예전에는 사람 앞에 서는 일은 상상도 못했습니다. 낯을 가리고 내향적이며 스스로도 지겨울 만큼 소극적인 성격이었으니까요.

그랬던 제가 36세에 홀로 상경해 모두 깜짝 놀랄 만큼 변신한 모습으로 고향에 돌아갔습니다. 그 일을 계기로 저는 점차 사람들 앞에 서는 것을 겁내지 않는 성격으로 변해갔습니다.

이 책을 읽는 여러분도 분명 콤플렉스를 극복하고 자신의 몸을 사랑하게 되면 일상생활에서 웃는 일이 많아질 것입니다. 그리고 하루하루 행복을 느끼는 일이 늘겠지요. 저는 '아름다운 가슴 만들기 레슨'이 여러분을 행복 체질로 이끄는 아주 의미 있는 과정이라고 믿습니다. 여러분에게 찾아온 행복이 앞으로도 계속 이어지기를 바랍니다.

마지막으로 흔쾌히 체험담을 들려주신 분들, 저를 지원해주는 스태프와 동료에게 진심을 담아 전하고 싶습니다. 정말 감사합니다!
그리고 독자 여러분 모두 빛나는 인생을 보낼 수 있기를 기원합니다.

2007년 8월 어느 좋은 날에

요시마루 미에코

"요시마루 미에코의
과거와 현재 모습이 궁금하시다면…"

저자가 운영하는 주식회사 루체의 홈페이지

저자가 고안한 베네레 미용법 소개, 그에 따른 성공적인 체험자들의 Before & After 사진들 수록

http://www.venere-beauty.co.jp/

저자 관련 유튜브 동영상 모음

저자가 고안한 베네레 미용법, 바스트 업 효과가 있는 마사지 방법, 체조법, 실제 사례 모음 등

http://m.site.naver.com/03bdo

저자 출연 방송

http://goo.gl/sriKe

| 스태프 이야기 |

요시마루 선생님에게서 속옷 입는 법을 배우며 "위 팔뚝 살도 등살도 가슴이 될 수 있습니다"라는 말을 들었을 때 가장 놀랐습니다. 선생님이 가르쳐주신 대로 하니 실제로 하루가 다르게 가슴으로 살이 모이는 체험을 했습니다. 또 변화가 바로 보이기 때문에 기쁜 마음으로 즐겁게 촬영할 수 있었습니다! 촬영 후에도 매일 실천하여 가슴은 더 커지고 겨드랑이의 살이 빠졌으며 어깨의 위치가 조금 내려와 여성스러운 곡선이 생겼습니다.

모델 **안도 아미** (P74~77)

저는 39세에 '베네레 미용법'을 알고 나서 '포기하지 않는 한 꿈은 이루어진다'는 것을 배웠습니다. 실제로 저의 몸은 변해 가슴이 70C에서 70E로 풍만해졌습니다. 현재 저는 44세입니다만 미용법을 처음 시작한 당시보다 오히려 젊어졌다는 말을 많이 듣습니다. 매일 자신을 갈고 닦으며 조금씩이라도 달라지는 자신이 소중하게 느껴졌고, 변하는 자신을 볼 때마다 자신감을 갖게 되었습니다. 이 책을 읽으며 '행복해지고 싶어', '변하고 싶어'라고 생각한 분들은 자신에게 솔직해져서 꼭 시작해 보시기 바랍니다.

모델 **하라 아케미**(P98~107)

요시마루 선생님의 말씀을 듣고 나서 저는 가슴만이 아니라 몸에 대해 더 많이 생각하고 소중히 여기게 되었습니다. 저의 가슴은 C컵이라고 굳게 믿고 있었는데 한 컵 큰 사이즈의 브래지어를 착용하고 가슴 모양을 만들었더니 지금은 E컵 브래지어를 자연스럽게 착용할 정도로 커졌습니다. 림프의 흐름도 항상 신경 써서인지 피로도 덜 느끼게 되었습니다. 나이에 상관없이 아름다움을 포기하지 않아도 된다는 것을 직접 자신의 몸으로 가르쳐주신 요시마루 선생님을 만나게 되어서 행복하게 일할 수 있었습니다.

글 작가 **마에다 마키**

편집 일을 하면서 변하고 싶다고 생각한 저는 일과 제 자신을 위해 이 책을 기획하게 되었습니다. 지금까지 저는 납작해진 가슴에 맞춰 작은 브래지어를 착용하고 있었는데 '아름다운 가슴 만들기 레슨'에 따라 한 컵 큰 사이즈의 브래지어로 바꾸고 스트레칭을 반복했습니다. 그랬더니 브래지어의 사이즈에 가슴이 맞춰지는 게 아니겠습니까! 또 '가슴'뿐만 아니라 식생활에도 주의하게 되어 전체적으로 건강해졌습니다. 요시마루 선생님을 만나 일에서도 보람을 느꼈고 나이 드는 것에 대해서도 긍정적으로 생각하게 되었습니다.

편집자 **나카모토 도모코**

옮긴이 백수정

서울예술전문대학 문예창작과를 졸업하고 일본에 소재한 시립 츠루문과대학 市立都留文科大学 대학원 국문학과를 졸업(일본근대문학 전공)했다. 현재 일본책을 소개하며 전문 번역가로 활동하고 있다. 옮긴 책으로《농업으로 1억 원 버는 법》《why+번역》《꿈》《노래하는 새》외 다수가 있다.

하루 10분으로 꿈의 볼륨 업!
성형 없이 D컵 가슴만들기

초판 1쇄 발행일 2012년 5월 31일
초판 3쇄 발행일 2012년 9월 20일

지은이 요시마루 미에코
옮긴이 백수정
펴낸이 김현관
펴낸곳 율리시즈

본문 및 표지 디자인 투피피
책임편집 김미성
종이 세종페이퍼
인쇄 및 제본 천일문화사

주소 서울시 양천구 목4동 775-19 102호
전화 (02) 2655-0166/0167
팩스 (02) 2655-0168
이메일 ulyssesbook@naver.com
ISBN 978-89-965891-8-1 13690

등록 2010년 8월 23일 제2010-000046호

값 12,000원

ⓒ 2012 율리시즈 KOREA